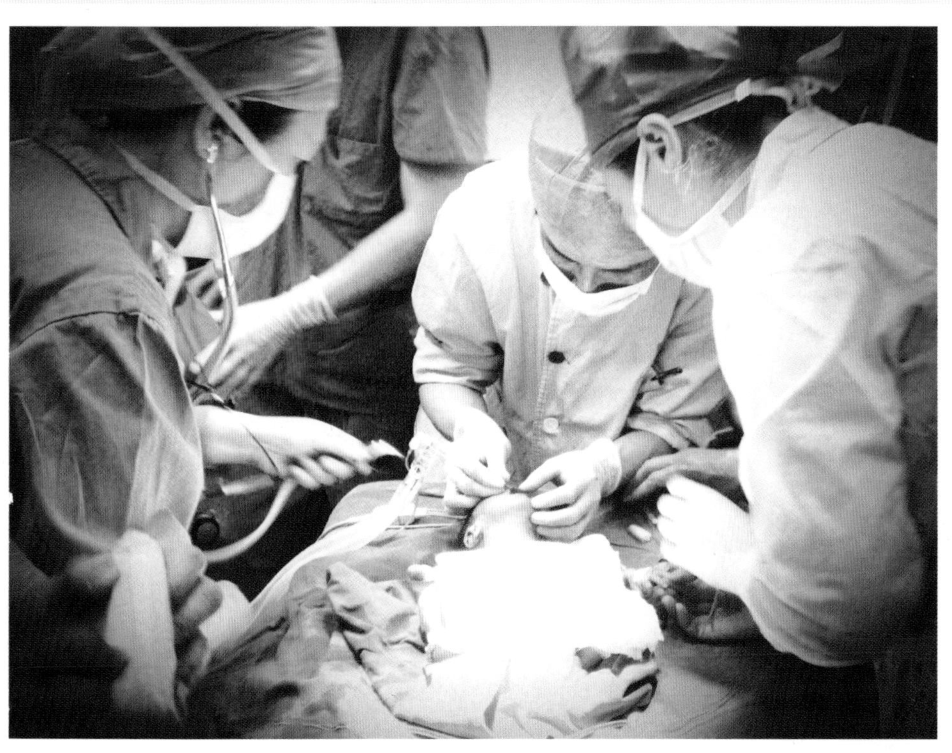

U0250385

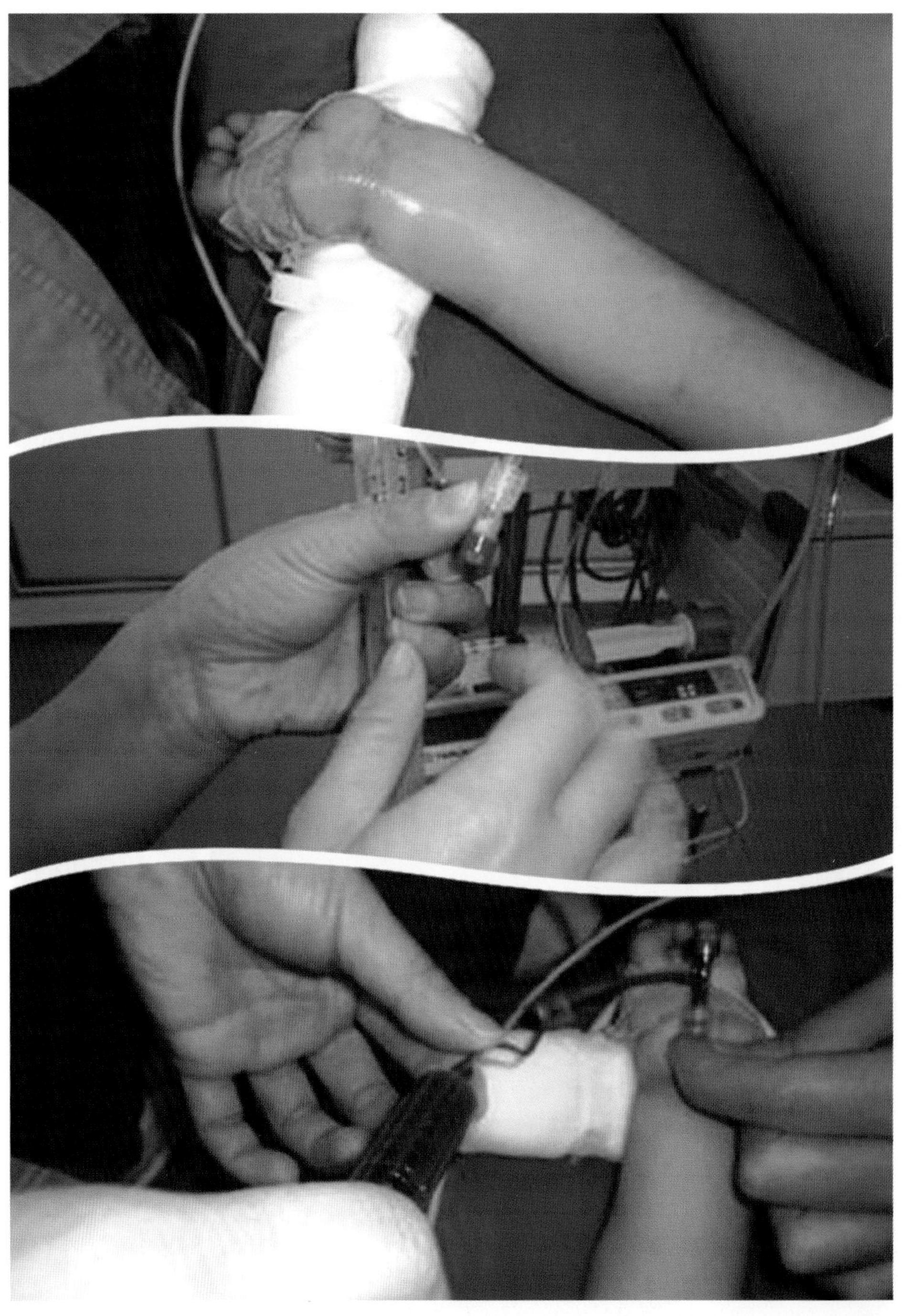

小儿手术室工作手册

顾　问　黄德樱　陈丽萍
主　编　杨泳茹
副主编　罗　琳　雷凤琼　钟　良
编　委　（按姓氏笔画排序）
叶　蕾　朱　贞　朱小宁　刘汉红　刘新文　花　芸
严晓莉　李　艳　李　莉　杨泳茹　肖　晶　肖　婷
吴　静　宋庚琴　张　华　陈建妍　范　丽　罗　琳
郑明芳　赵　慧　胡超群　钟　良　徐丹丹　唐葶婷
龚　娟　雷凤琼　熊　英　戴培靓
校　对　张丽琼　刘　婷　刘　楠

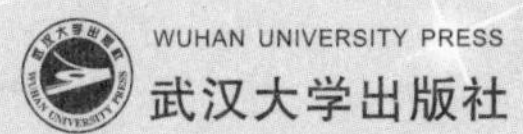

WUHAN UNIVERSITY PRESS
武汉大学出版社

图书在版编目(CIP)数据

小儿手术室工作手册/杨泳茹主编．—武汉：武汉大学出版社，2011.11
ISBN 978-7-307-09226-6

Ⅰ.小…　Ⅱ.杨…　Ⅲ.小儿疾病—外科手术—手术室—工作—手册　Ⅳ.R726.12-62

中国版本图书馆 CIP 数据核字(2011)第 196643 号

责任编辑:黄汉平　　责任校对:黄添生　　版式设计:马　佳

出版发行：武汉大学出版社　(430072　武昌　珞珈山)
(电子邮件：cbs22@whu.edu.cn　网址：www.wdp.com.cn)
印刷：武汉中科兴业印务有限公司
开本：720×1000　1/16　印张:11.25　字数:222 千字　插页:2
版次：2011 年 11 月第 1 版　　2011 年 11 月第 1 次印刷
ISBN 978-7-307-09226-6/R·149　　定价:38.00 元

前　言

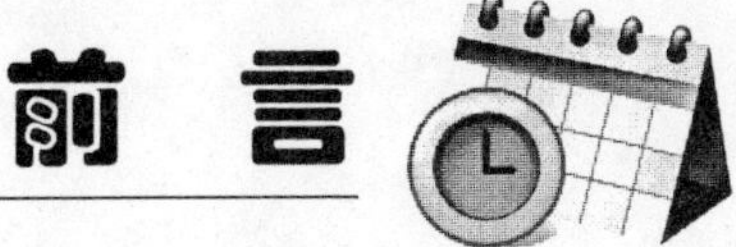

现代医学模式、护理模式及护理观念的转变，诊疗技术的不断提高对儿科专科手术室管理者水平和手术室护理专业技术水平提出了更高的要求。儿科手术室的管理水平、手术室护士护理配合及业务水准都会直接影响手术的疗效。为了帮助儿科专业手术室护理同仁能更好地适应新形势下的工作需要，我们从临床实际出发，将手术室多年来积累的护理管理经验和丰富的临床手术配合经验加以总结，并结合国内外进展资料，经过一年多的工作，精心编撰了该手册。

本书共分为三章，对手术室管理和临床手术配合的相关内容作了全面、系统的总结与说明。一方面，根据护理及手术科学基本原理和近现代护理模式和理念进展，阐释手术室布局与设置、仪器设备与物品管理、手术室护士的职业防护等基础理论知识；另一方面，主要从临床应用的角度结合了诸位编者多年的管理经验撰写了手术室各类应急预案、手术室规章制度及工作标准、手术室人力资源管理等章节；最后又从临床实际出发，结合小儿常见手术方式分，专业介绍了常见的手术配合，内容涵盖微创手术和颅脑外科手术配合、普通外科手术配合、胸心手术配合、泌尿外科手术配合等。作为相关医学内容，结合妇幼医院临床需要，编者特于最后章节附上妇产科常见手术配合。为了使内容更加生动易懂，本书采用图表相结合的编写方式。

这是一本集基础理论、临床管理与手术配合实践于一体的小儿手术室护理专业书籍，对儿科专业手术室和综合性医院手术室的管理者与专科护理工作者有较大的实用价值。

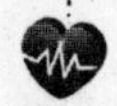

本书在编写、审定过程中得到了中心领导及各手术科室专家、教授的热忱帮助与指导，谨致诚挚谢意。同时，欢迎广大读者、护理同仁对本书的不足之处给予批评指正。

编　者

2011 年 7 月

目 录

第一章 基础知识 / 1
第一节 手术室布局，设施 / 1
第二节 洁净手术室 / 3
第三节 手术室布类、敷料、缝针及器械 / 10
第四节 手术切口分类、伤口愈合分级 / 26
第五节 手术基本技术、基本操作 / 27
第六节 常见小儿手术麻醉与配合 / 38
第七节 手术体位 / 40
第八节 应急预案 / 46
第九节 手术仪器的使用与管理 / 51

第二章 管 理 篇 / 59
第一节 手术室的工作制度 / 59
第二节 一般工作流程 / 68
第三节 物品的管理 / 74
第四节 护士教育及培训 / 75
第五节 手术室感染控制 / 77
第六节 手术安全管理 / 80

第三章 手术配合 / 84
第一节 普外科手术配合 / 84
第二节 腔镜手术配合 / 92
第三节 泌尿科手术配合 / 100

第四节　眼科手术配合　/　*107*
第五节　耳鼻喉科手术配合　/　*112*
第六节　心胸外科手术配合　/　*119*
第七节　体外手术配合　/　*122*
第八节　整形外科手术配合　/　*131*
第九节　脑外手术配合　/　*140*
第十节　骨科手术配合　/　*146*
第十一节　新生儿手术配合　/　*157*
第十二节　妇产科手术配合　/　*161*

参考文献　/　*172*

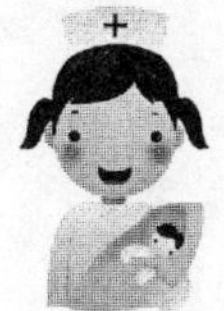

第一章 基础知识

手术室是外科诊疗和抢救的重要场所，随着人体器官移植、心脏手术、人工关节置换、显微外科、微创外科等高难度手术的开展，外科技术对手术室洁净条件和功能的要求也越来越高。良好的手术室环境是手术成功的保障。因此，建设功能健全，建筑合理，洁净条件达标的手术室，可以确保高质量、高效率地完成外科手术。同时洁净的手术室是现代化医院的重要标志。

第一节 手术室布局，设施

总 则

洁净手术室的建设，必须符合相关卫生学标准和洁净技术标准的规定，达到一定程度的洁净度，防止微生物、灰尘对手术室的污染，使手术室内部环境成为手术的最佳环境，减少手术的污染。同时符合国家现行的有关经济建设和卫生事业的法律法规。使其综合性能、空气的净化处理都处于最优化状态。

一、洁净手术室的环境布局

1. 位置选择

应选择大气含尘浓度低，自然环境较好的地方。为满足室内洁净度要求，同时节约能源，通常可设在单独一端或专用一层，并尽可能减少尘埃，远离污染源。要与血库、病理科、外科系统等手术科室临近。

2. 周围环境设计及位置

洁净手术室环境要合理规划，一般应与放射科、病理科、消毒供应室、血库等处相隔路径短捷，周围的道路应设立安静标志。平面设计有尽端布置、中心布置、侧向布置或环状布置四种形式。

二、手术室的分区

手术室分区要求做到明确、供应方便、洁污分流、无交叉感染、使用合理。手术间、洗手间及无菌间、实验室、附属间等都布置在内走廊周围，手术室内走廊供工作人员及无菌器械和辅料进出，手术室设清洁走廊，供病人及污染器械和敷料进出，这样既能避免交叉感染，又能满足不同性质的手术要求。各区手术间的空气质量达到国家卫生部手术室空气净化标准，防止医院内感染。

手术室分 3 区，即洁净区、准洁净区和非洁净区。

洁净区：包括手术间、洗手间、手术间内走廊、无菌物品间、药品室、麻醉预备室等。

准洁净区：包括器械室、敷料室、洗涤室、消毒室、手术间外走廊、恢复室、石膏室等。

非洁净室：包括办公室、会议室、实验室、标本室、污物室、资料室、电视教学室、值班室、更衣室、更鞋室、医护人员休息室、手术病人家属等候室。

三、洁净手术室通道

手术室通道应符合功能流程短捷和污物分明的原则。有效地组织空气净化系统，满足空气洁净要求。高级别的手术间应设在手术部的尽端或干扰最小的区域。

可设置为单、双、多通道。单通道：具有就地消毒和包装措施的污物，可采取单通道将术后的废物经有效隔离处理后，纳入医务人员和病人的洁净通道。双通道：洁、污分开双通道，将医务人员、病人、洁净物品供应的洁净路线与术后器械、敷料、污染物等污染路线严格分开。多通道：具备分流条件时，可采用多通道，更有利于分区，使医务人员、病人和污染物分开，减少人、物的交叉感染。当有外走廊时，外走廊应设计为准清洁区。手术室另设医务人员出口、病人出口和手术后器械、敷料污物出口，避免交叉感染。

四、洁净手术室的设计及建筑要求

洁净手术室是一个多专业、多功能的综合整体，其功能性质要求建筑设计符合《医院洁净手术部建设标准》。应以环境清洁、幽静，交通便利，远离污染源为原则。既要求体现宏观形态的宽敞明亮，又要满足功能要求和建筑要求。

根据医院总体设计要求和手术部的技术标准，确定适当的洁净等级，合理使用建筑面积。施工工程所用主要材料、设备、成品、半成品均应符合设计规定，无合格证明的不得使用。手术室内装修应满足不产生和不吸附尘埃、耐磨、耐清洗、耐药物、耐腐蚀、易于擦拭消毒的要求。墙面应采用不起尘、平整易清洁的材料。地面应采用耐磨、耐腐蚀、不起尘、易清洗和不产生静电的材料。洁净手术部要求密闭性高，在门窗建筑方面一般为封闭式无窗手术间，外走廊一般也不做开窗设计。洁净手术部洁净区与非洁净区之间应设面积不小于3m^2的缓冲室，其洁净度级别应与洁净度高的一侧同级，洁净区内在不同空气洁净度级别区域之间，宜设置隔断门，并设物流传递窗。洁净手术部的内部平面布置和通道形式应符合功能流程短捷和洁污分明的原则。洁净手术部的净高宜为2.8～3m。洁净手术部刷手间宜分散设置，每2～4间手术室应单独设立一间刷手间。当条件具备时，也可将刷手池设在洁净走廊内。洁净手术部门净宽不宜小于1.4m，采用设有自动延时关闭装置的电动悬挂式自动推拉门。洁净手术部及Ⅰ、Ⅱ级洁净辅助用房不应设外窗，Ⅲ、Ⅳ级洁净辅助用房可设双层密闭外窗。

第二节　洁净手术室

一、洁净手术室的术语

1. 洁净手术室

采用一定的空气洁净措施，使手术室达到一定的细菌浓度和空气洁净度级别。

2. 洁净手术部

由洁净手术室和辅助用房组成的自成体系的功能区域。

3. 空气洁净度

表示空气洁净的程度，以含有的微粒（无生命微粒和有生命微粒）浓度衡量，浓度高则洁净度低；反之则高，无量纲。

4. 空气洁净度级别

以数字表示的空气洁净度等级，级别越高，数字越小，则洁净度越高；反之则洁净度越低。

5. 洁净度100级

粒径≥0.5μm的尘粒数大于350个/m^3（0.35个/L）且≤3500个/m^3（3.5个/L）。

6. 洁净度1000级

粒径≥0.5μm的尘粒数大于3500个/m^3（3.5个/L）且≤35000个/m^3（35个/L）。

7. 洁净度10000级

粒径≥0.5μm 的尘粒数大于 35000 个/m^3（35 个/L）且≤350000 个/m^3（350 个/L）。

8. 洁净度 100000 级

粒径≥0.5μm 的尘粒数大于 350000 个/m^3（350 个/L）且≤3500000 个/m^3（3500 个/L）。

9. 洁净度 300000 级

粒径≥0.5μm 的尘粒数大于 3500000 个/m^3（3500 个/L）且≤10500000 个/m^3（10500 个/L）。

10. 单向流洁净室

由流线平行、方向单一、速度均匀的气流流过房间工作区整个截面的洁净室。气流垂直于地面的为垂直单向流洁净室，气流平行于地面的为水平单向流洁净室。

11. 乱流洁净室

气流不平行、方向不单一、速度不均匀，而且有交叉回旋的气流流过房间工作区整个截面的洁净室，又称非单向流洁净室。

12. 交竣状态洁净室（空态）

已建成并准备运行的、具有全部有关的设施及功能，但室内没有设备和人员的洁净室。

13. 待工状态洁净室（静态）

室内设施及功能齐备，设备已安装并可运行，但无工作人员的洁净室。

14. 运行状态洁净室（动态）

正常运行、人员进行正常操作时的洁净室。

15. 局部 100 级洁净区

以单向流方式，在室内局部地区建立的洁净度级别为 100 级的区域。

16. 级别上限

级别含烟尘浓度的上限最大值。

17. 浮游法细菌浓度

在空气中随机采样，对采样培养基经过培养得出的菌落数（CFU），代表空气中的浮游菌数。

18. 沉降菌浓度

用直径为 90 ㎜的培养皿静置于室内 30min，然后培养得出的每一皿沉降菌落数（个/皿）。

19. 表面染菌密度

用特定方法擦拭表面并按要求培养后得出的菌落数（cfu/m^2）。

20. 手术区

手术区需要特别保护的手术台及其周围区域。

21. 周边区

洁净手术室内除去手术区以外的其他区域。

二、洁净手术室的净化标准

空气洁净程度是以含尘浓度来衡量的。含尘浓度越高则洁净度越低，反之则越高（表 1-1）。

洁净手术室细菌菌落总数卫生标准见表 1-2 所示。

表 1-1　**我国有关洁净手术室的标准**

级别　用途	静态空气洁净度级别 级别	≥0.5μm 微粒数（粒/m^3）	浮游菌浓度（菌落/m^3）	沉降菌（Φ90，30min）（菌落/皿）
Ⅰ特殊洁净手术室	100	≤3500	≤5	≤1
Ⅱ标准洁净手术室	10000	≤35000	≤75	≤2
Ⅲ一般洁净手术室	100000	≤350000	≤150	≤3
Ⅳ准洁净手术室和辅助用房	300000	≤3500000	≤400	≤10

表 1-2　**细菌菌落总数卫生标准**

环境级别	标　准（个）		
	空气	物体表面	手
Ⅰ	≤10	≤5	≤5
Ⅱ	≤200	≤5	≤5
Ⅲ	≤200	≤10	≤10
Ⅳ	≤200	≤200	≤200

三、洁净手术室的净化技术

依照卫生部颁发的《医院分级管理颁发试行草案》中的有关规定及医院洁净手术部建设标准，医院采用手术室设置洁净空调系统这种形式，对空气中的非生物粒子和生物粒子加以控制，使手术间达到一定的生物洁净标准。

1. 洁净手术室综合指标

表 1-3 **4 种洁净手术室参数表**

洁净级别	含尘量(个/L)		细菌浓度		温度(℃)	湿度(%)	噪声(dB)	光照度(lx)	最小静压(Pa)	换气次数(次/h)	最小新风量[m^3/(h·人)]
	0.3μm	0.5μm	浮游菌(个/m^2)	沉降菌(个/Φ90)							
100	≤10	≤3.5	≤5	≤1	22~25	40~60	≤52	≥350	+8	—	60
1000	—	≤350	≤75	≤2	22~25	40~60	≤50	≥350	+8	30~36	60
10000	—	≤350	≤150	≤5	22~25	35~60	≤50	≥350	+8	20~24	60
100000	—	≤3500	≤400	≤10	22~25	35~60	≤50	≥350	+8	20~24	60

注：浮游菌指经过培养得出的单位体积空气中的菌落数，单位为个/m^3；沉降菌指用 Φ90 mm 培养皿置于室内 30min，然后培养得出的每个培养皿的菌落数。

四、洁净手术室的用途

洁净等级	适用于手术种类	用房安排
100 级（特别洁净）	瓣膜置换、心脏手术、器官移植、人工关节置换、神经外科、全身烧伤、感染率大的手术	手术间
1000 级（标准洁净）	眼外科、整形外科、非全身烧伤、骨科、普外科中的 I 类手术、肝胆胰外科	手术间、体外循环灌注准备室
10000（一般洁净）	胸外科、泌尿外科、妇产科、耳鼻咽喉科、普外科（除去 I 类手术）	手术间、无菌室
100000（一般洁净）	门诊、急诊、感染手术	走廊、洗手间、麻醉预备室

五、洁净手术室配套设施

1. 手术室总体规划要求

中性点接地系统　应设中性点接地系统，即精确度高的漏电保护装置，为防止手术仪器漏电伤及术中工作人员和病人。

独立冷热源　应设置过渡季节独立冷热源，做到既可以与医院联网使用，又可根据术者和病人要求，单独控制。

医用供气系统　手术间有笑气、空气、氧气、二氧化碳气体、压缩空气、麻醉

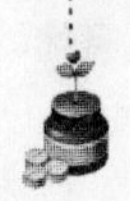

废气的排除管道和负压吸引终端，一式两套，分别安装在吊塔上和墙面上。吊塔分为固定吊塔和旋转吊塔，吊塔安装在齐手术床头部的位置，以便麻醉机在手术中可避开手术野，不影响手术操作。

供电系统　每个手术间至少设有 3 ~ 4 组供电插座，每组插座上有 4 个多用插口，插座要平齐手术台的中后部，以便使用高频电刀等手术仪器时近距离连接，手术时尽量使用墙面上的插口，少用接线板，避免地面拉线过多。有备用供电系统，每个手术间有独立的配电箱，带保险管电源插座，以防一个手术间故障影响整个手术运作。

给排水　水质符合饮用水标准，刷手间用水需进行除菌处理。手术间不得设地漏。

数据、通信系统　每个手术间有温度和湿度表、温度调节开关、医用数据通信系统、内部用电话接口、电脑联网插口等。并设有对讲、群呼功能，以便迅速及时地沟通信息或紧急呼叫，争取抢救时机。备有播放背景音乐系统，可创造一个轻松的手术环境，减轻病人的恐惧感。

电视教学摄像系统　在无影灯上安装正中式、旁置式或单悬臂可移动式摄像头接口，建立手术图像传输系统，减少进入手术间参观的人员。

2. 洁净手术室基本装备

洁净手术室内与手术室平面布置和安装有关的基本设备（不包括专用的移动医疗仪器设备）。其设置包括：麻醉机、监护仪器台、多功能手术床及配件、无影灯、医用气源装置、麻醉气体排放装置、高频电刀、器械桌、托盘、天轨式输液架、手术桌、嵌入式药品敷料柜、可升降圆凳、脚踏凳、污物桶、防逆吸引、线阅片灯、温度和湿度表、计时器、背景音乐装置、摄像系统装置，Docare 麻醉临床信息系统、墙壁折叠式书写台等。

3. 手术室附属用房

刷手间　在两个手术间之间设立刷手间，刷手池内设有洗手池、感应式自动出水龙头或脚踏式水龙头，皂液、消毒洗手刷及消毒洗手液。并放置计时钟，便于刷手消毒计时。

洗涤消毒间　现代医院中多采用集中洗涤消毒方式，在洗涤室内设置自动超声洗涤机对手术器械及医疗用品进行洗涤消毒，过氧化氢低温等离子消毒柜、器械清洗机。

器械间　手术室的器械须集中放置在中心器械室内，在手术进行前，要对所有的器械修理磨制及清洁，使器械锐利、洁净，然后消毒。手术后的器械必须在器械清洗间清洁。

敷料间　设置壁柜式储物柜，敷料应按类别大小、尺寸存放以便取用，并注明标识。

无菌物品间　应设在离各手术间较近的限制区内，室内安装有净化空气装置系统，存放各种手术敷料、布类、器械包、一次性无菌用物、引流用品、手套、无菌缝针、缝线急诊手术包以及手术中各种急需物品。室内可采用移动式物品架，以便按有效日期顺序随时移动调整使用无菌物品，避免无菌物品堆积，灭菌失效。备用物品应标志醒目，便于检查补充。

消毒室　消毒室为中心消毒供应站的一部分，凡手术用的敷料绷带、器械、手术衣等都在此进行消毒，室内设有小型高压蒸汽灭菌锅。

麻醉物品间　作为麻醉医生办公或存放麻醉药品的所在。应设药品柜、冰箱、喉镜导管、插管用物、呼吸囊、急救箱等。

麻醉恢复室　恢复室主要是供术后病人恢复清醒，内设有医用气体管道装置，如氧气、吸引器、心电监护系统等。由麻醉医生和护理人员管理，观察护理全麻手术后病人至完全清醒并送监护室或病房。

会诊室　大型医院需设会诊室，供手术部内医师会诊研究病情、讨论手术方案、休息之用。

医护人员办公室　医护人员写报告、病历以及安排计划、办公等日常事务的场所。

值班人员休息室　手术部内须设值班人员休息室。

六、洁净手术室的规模与组成

1. 洁净手术室的数量

依据医院的性质、规模、级别和财力来决定。对于综合医院，须建Ⅰ级洁净手术室时该类洁净手术室手术间间数不应超过洁净手术室总间数的15%，至少1间；有条件时根据需要可设1间负压洁净手术室。

2. 医院洁净手术部的组成

由洁净手术室和辅助用房组成，可以建成以全部洁净手术室为中心并包括必需的辅助用房，自成体系功能区域；也可以建成以部分洁净手术室为中心并包括必需的辅助用房，与普通手术部（室）并存的独立功能区域。

3. 手术间的面积

应根据手术大小和各种手术设备仪器所需空间而定。一般大手术间以每间 $30 \sim 40m^2$ 为宜，中小手术间面积为 $20 \sim 30m^2$。用于心脏体外循环手术、器官移植手术的手术间面积 $60m^2$ 左右。手术间数量应按手术科室的病床设定，一般 1∶20～1∶25的比例计算。

七、洁净手术室的空气调节与净化技术

1. 洁净手术室的空气调节技术

手术室的空气净化技术是通过初、中、高效3级过滤系统，最大限度地清除悬浮于空气中的微粒及微生物，并有效阻止室外粒子进入室内，创造洁净环境的有效手段。洁净手术室净化空调系统主要由空气处理器和初、中、高效过滤器，及加压风机、空调加温器、回风口、送风口等组成。

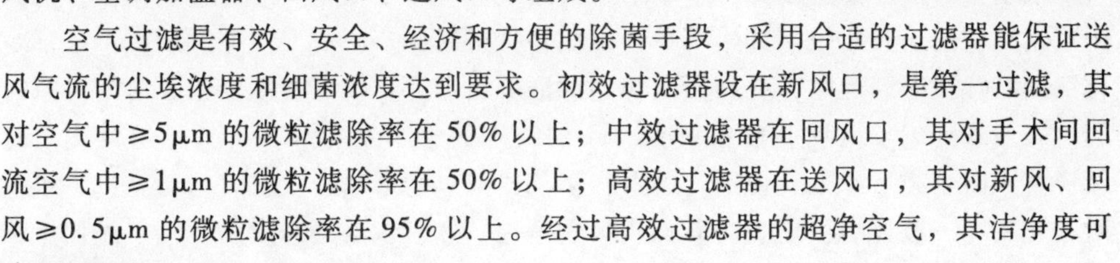

空气过滤是有效、安全、经济和方便的除菌手段，采用合适的过滤器能保证送风气流的尘埃浓度和细菌浓度达到要求。初效过滤器设在新风口，是第一过滤，其对空气中≥5μm的微粒滤除率在50%以上；中效过滤器在回风口，其对手术间回流空气中≥1μm的微粒滤除率在50%以上；高效过滤器在送风口，其对新风、回风≥0.5μm的微粒滤除率在95%以上。经过高效过滤器的超净空气，其洁净度可达99.89%。

2. 洁净手术室的空气净化技术

洁净手术室的净化技术，通过净化送风气流控制洁净度达到无菌的目的。净化空气按气流方式分为乱流式和层流式。恰当流速的层流能使手术室内的气流分布均匀，不产生涡流，并能将在空气中浮动的微粒和尘埃通过风口推出手术室。

乱流式气流组织　其送风气流形式为流线不平行、流速不均匀、方向不单一，时有交叉的回旋气流。除尘率较差，可以在一万级以下的手术室内采用。适用于污染手术间和急诊手术间。又称非单项流洁净室。

层流式气流组织　其送风气流形式为流线平行、流速均匀、方向单一的气流。净化程度强，适用于100级的手术室内采用。

净化手术室的层流式目前有两种类型

①垂直层流：将高效过滤器装在手术室顶棚内，垂直向下送风，两侧墙下部回风。其送风气流形式为垂直于地面的单向流。

②水平层流：送风时在一个面上满布过滤器，空气经高效过滤平行流经室内。水平层流洁净手术室有以下两种方式：一是送风墙满布过滤器，水平送风，当空气向一侧流动时，含尘浓度逐渐升高，故要求手术台设置在靠近送风墙的一侧；二是送风墙局部布满过滤器，局部可形成涡流。其送风气流形式是平行于地面的单向流。

3. 洁净手术室应与辅助用房分开设置净化空调系统

各洁净手术室宜采用独立设置的净化空调机组，Ⅲ、Ⅳ级洁净手术室允许2~3间合用1个系统，均应采用自循环式回风；新风可采用集中送风系统；排风系统应独立设置。

八、洁净手术室的管理

1. 无菌管理

手术室每天应进行空气消毒，每月做1次空气洁净度和生物微粒监测，其监测

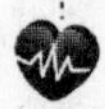

结果报送有关部门备案。严格遵守各项无菌技术操作规程和手术室有关规定，护理部应定期进行检查，发现问题及时解决。

2. 清洁管理

手术室清洁工作应在每天手术结束后净化空调系统运行中进行。应湿式打扫，所使用的清洁工具一般应选用不掉纤维织物材料制作。清洁工作完成后，手术室净化空调系统应继续运行，直到恢复规定的洁净级别为止，一般不少于该房间自净时间（15～20min）。为防止交叉感染，不同级别的手术室的清扫工具不得混用。垃圾应装入防尘袋后拿走，使用过的清扫工具要浸以药水消毒。较大物品搬进手术室时，先要在一般环境中用吸尘器初步吸尘净化，然后在准洁净室内进一步做擦拭消毒处理，方可搬入。在洁净系统停止运行期间，不允许把大件物品搬入手术室。进入手术室的小物品，先要在准洁净室内擦拭清尘，消毒后再带入。手术室卫生清扫人员应每周对吊顶、墙壁等进行擦拭清洁。洁净区不得开窗进行自然通风。

3. 运行管理

手术前1h运转净化空调系统。手术室消毒后开排气风机将药味排除，净化空调系统同时运行。进出手术室应使用自动门，当自动门发生故障时，应随手关门。每天对手术室内温湿度监测3次（8：00、14：00、20：00），每半年对送风量、气流、噪声和静压差检测1次并出检测报告。定期对净化系统的设备、设施进行维护保养。初效、中效过滤器每半年更1次（1月、7月），高效过滤器每半年（6月、12月）检测阻力，若阻力值达到终阻力90%以上时，须及时更换；每半年（1月、7月）对室内回风滤网清洗1次，对净化空调箱内部清扫1次。设备有故障及时修复。

4. 安全管理

要加强对消防器材和安全设施的使用管理，指定安全员定期进行巡视检查，始终保持手术室的消防器械、安全门等设施完好无损，安全通道要有醒目的指示，要求工作人员熟悉其位置及使用方法。安全门必须保证随时可以开启，安全通道不准堆放杂物或另派他用。使用单位的安全员应每月检查1次洁净区中的安全防火设施是否完好无损，发现问题及时向上级主管领导报告。手术室发生火灾时，应立即发出警报，停止洁净空调系统运转，切断电源及易燃气体通路，组织灭火及疏散人员。

第三节　手术室布类、敷料、缝针及器械

一、布类的尺寸及用途

1. 手术衣

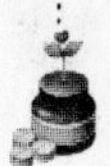

规格：身长（大小）130cm、140cm 腰身 60cm、70cm，袖长 70cm、80cm，袖口有松紧，胸前襟为双层，后叶和左叶加宽 10cm，右叶上部加宽 10cm，腰部加宽 20cm，两叶交叉重叠 10cm，使右叶包绕整个后背，不必加宽背套。

用途：遮盖参加手术人员的身体和手臂，隔离细菌。

2. 洗手衣、洗手裤

洗手衣：身长 75cm、70cm、65cm，腰身 65cm、60cm、55cm，圆领或 V 领。

洗手裤：裤长 120cm、110cm、100cm，腰围 115cm、110cm、105cm，裤脚 25cm、23cm、23cm。

用途：进入手术室的工作人员穿着。

3. 参观衣

规格：身长 135cm，腰身 70cm，袖长 70cm，后背开口，有三对系带。

用途：进入手术室参观的人员使用。

4. 小治疗巾

规格：40cm×50cm。

用途：手术切口周围消毒后的皮肤遮盖，幼儿可包裹四肢或摆体位。

折法：两边做扇形折叠，两端对折后再折。

5. 大治疗巾

规格：250cm×150cm 单层。

用途：常用于各种手术铺巾，遮盖手术野及器械台等。

折法：两边做扇形折叠后反向对折，两端向中部扇形折叠至中线再对折。

6. 剖腹孔巾（为直孔巾）

规格：330cm×210cm，据上端 150cm 正中开一个 30cm×8cm 的孔，孔口上端做标记，孔两边 10cm 处各缝一 20cm×25cm 的口袋，据周边 30cm 处为单层，其余均为双层。

用途：遮盖患者切口以外的所有部位，用于腹部、腰背部、髋部手术，口袋可插放电刀、吸引器头及器械。

折法：以孔口为中心呈扇形折叠，先两端后左右，对折后再对折。

7. 体外循环孔巾

规格：360cm×210cm，T 形，上段加双翼 80cm×100cm，据上端 120cm 正中处开一个 30cm×14cm 的椭圆形孔，两端约 10cm 处各缝一 20cm×25cm 的口袋，孔下端 20cm 处可开两个直径 10cm 的小孔，相隔 10cm，孔上加盖，备股动静脉插管用，据周边 30cm 处为单层，其余均为双层。

用途：常用于体外循环手术。

折法：同剖腹单。

8. 小孔巾（为圆孔巾）

规格：90cm×90cm，正中处开一直径 10cm 的圆形孔，据周边 30cm 处为单层，其余均为双层。

用途：常用于小手术的遮盖。

折法：同治疗巾。

9. 眼科孔巾

规格：52cm×38cm，在中间开两个直径为 4cm 的圆形孔，两孔间距为 3cm，孔上加盖。

用途：常用于眼科手术。

折法：同治疗巾。

10. 中治疗巾

规格：200cm×100cm，单层。

用途：常用于各种手术铺巾、遮盖手术野、器械台、铺手术床、包裹四肢。

折法：同大治疗巾。

11. 托盘套

规格：150cm×60cm，双层口袋形。

用途：遮盖器械升降托盘。

折法：将套口向外翻转一半，铺平再翻转 10cm，两边向中折 3 下，两端对齐。

12. 包布

规格：大 140cm×140cm，中 100cm×100cm，小 80cm×80cm，大的为三层，其余为双层。

用途：包装各种类型的器械和布类。

13. 大三层夹巾

规格：220cm×125cm，三层。

用途：常用于大型手术器械、布类的包装。

折法：两端向中对折后再对折，两边向中对折后再对折。

二、常用小敷料的规格及用途

（1）大纱布：40cm×40cm，4 层，带有显影带。用于胸腹部等大手术保护切口、深部拭血及保护术中显露的内脏，防止损伤和干燥，利于充分显露手术野。

（2）小纱布：7cm×9cm，用于各种手术拭血。

（3）纱条：7cm×3cm，用于耳部手术、鼻腔、腭裂手术填塞止血。

（4）脑棉片：6cm×2.5cm，一端缝黑线长 10cm，用于脑科、脊柱手术拭血，吸引时保护脑组织及脊髓。

（5）扁桃体纱球：15cm×15cm，纱布对角折叠，将毛边折在内卷成 2.5cm×1.5cm 圆柱形纱球，有一定硬度，用于扁桃体手术止血。

（6）纱布剥离子：用纱布折成球形，直径约 0.6cm，有一定硬度。用组织钳夹持，盐水浸湿后做钝性组织剥离。

（7）棉垫：20cm×30cm，中间夹 1 ~2cm 厚的原棉，用于胸、腹部、四肢等大手术的切口外层敷料。

三、敷料包的规格和用途

（1）心脏病的敷料包：2 个敷料包。一个包内放置 14 块中单，另一个包内放置体外循环孔巾 1 个、大中小治疗巾各 1 块、小孔巾 1 个、显影大纱布 20 块、有尾大开腹垫一块。用于心脏病体外循环手术。

（2）脑外敷料包：内有 4 块中治疗巾、棉垫 2 块、显影大纱布 10 块。用于脑科手术。

手术巾包：内放有剖腹孔巾 1 块、大治疗巾 4 块、中治疗巾 4 块。用于普通外科手术。

手术衣包：内放有手术衣 4 件。供参加手术人员使用。

四、引流物品

1. 碘仿纱条的使用要求及制作方法

用物准备：纱条 250g、研磨器 1 套、小脸盆 2 个、敷料缸 2 ~3 个（不锈钢或玻璃器皿）、换药碗 2 个打包并灭菌。另备碘仿（二碘甲烷）250g、甘油 250ml、95% 乙醇 250ml、乙醚 250ml。

操作（需 2 ~3 人协同完成）：

①于手术间打开无菌包，铺好无菌操作台。

②1 人按洗手法洗手，穿手术衣，戴手套。

③将碘仿研磨成粉末，加入甘油搅拌成糊状（1∶1 比例）。

④将叠好的纱条打散，摊开放入另一盆内，再加适量 95% 乙醇混合，浸透（以拧不出酒精为宜）。

⑤将含酒精的纱条放入碘仿糊中，用手搅拌，搓揉，再倒入乙醚搅拌（以乙醚干燥）。

⑥将纱条卷好放于消毒容器内，紧密封盖，避光保存。

⑦标明制作日期，使用期限为 1 年。碘仿见光易变质失效，增加毒性，故用搪瓷罐或有色瓶密封保存。碘仿易分解，不能加热、消毒；碘仿纱条取出后即不能再放回容器内。

2. 各种引流管

①烟卷引流条：20cm×15cm，将纱布卷成较松的烟卷样，外层用手套胶皮包裹（现有成品），用于胆囊、肾脏及腹腔深部手术引流。

②橡皮片引流条：12cm×1.5cm，用医疗手套（质地较好有一定张力）剪裁，用于甲状腺、腮腺、乳腺肿物及浅部切口的引流。

③T形管：16F、18F、20F、22F、24F、26F六种型号，短端的一头置入左、右肝管处，另一端置入胆总管处，用于胆道手术引流。

④蕈状导尿管：12F、14F、16F、18F、20F、22F、24F、26F八种型号，用于膀胱造瘘，也可以用18F双腔气囊导尿管代替。

⑤橡胶导尿管：有8F、10F、12F、14F、16F等型号，用于膀胱尿引流及骨科、脑科手术切口引流（头端开2~3个侧孔）。

⑥气囊导尿管：8F有单腔，8F、10F、12F、14F、16F、18F有双腔，用于膀胱造瘘、导尿及前列腺术后压迫止血。

⑦胶管引流管：内径有0.6cm、0.5cm、0.4cm三种，长约40cm，一端剪2~3个侧孔，用于体腔各种手术的引流。

⑧胸腔引流管：内径0.6~1.0cm，长50cm，用于胸腔、心包腔、纵膈引流。

⑨胃管：10F、12F、14F、16F、18F、20F六种型号，用于鼻饲、洗胃及胃引流。

⑩肛管：16F、18F用于灌肠及肛管排气。

⑪输尿管内支架引流管：5F、6F、7F三种，硅胶制品，用于支撑输尿管引流尿液。

⑫脑室腹腔引流管：有成人及小儿的高、中、低压管三种，用于脑室引流。

⑬吸痰管：6F、8F、10F、12F四种，用于全麻患者吸痰。

⑭吸引管：内径1cm，长约1.5cm，两端连接吸引器头和吸引瓶，用于术中吸引。

五、手术医用缝针及手术器械

1. 手术缝针

（1）圆形缝针：为圆锥形针尖及圆滑针体，能轻易穿透组织，无切割作用，孔道小而损伤轻。多用于缝合皮下组织、胃肠道、胸腹膜、血管、神经鞘等。

（2）三角形角针：针尖及针体截面均为三角形，其锋利的针尖和切割性的刃缘，易于穿透坚韧、强厚、难以穿透的组织。但在针道下会留下较大的孔道，易破坏周围的组织、血管，损伤较大，多用于缝合皮肤、骨膜、腱膜、软骨、瘢痕组织等。角针又分正角针和反角针，反角针的损伤性略小于正角针。

手术针形及典型适应证：

直针：胃肠道、鼻腔、神经、口腔、食管、皮肤、肌腱、血管。

半弯针：皮肤。

1/4弧度圆针：主要用于眼睛、显微外科。

3/8 弧度圆针：腱膜、胆道、硬脑膜、眼睛、筋膜、胃肠道、肌肉、心肌、神经、软骨膜、骨膜、腹膜、胸膜、肌腱、泌尿生殖道、血管等。

1/2 弧度圆针：胆道、眼睛、胃肠道、肌肉、鼻腔、口腔、骨盆、食管、胸膜、呼吸道、皮肤、皮下脂肪、泌尿生殖道、腹膜等。

5/8 弧度圆针：肛门（痔疮切除术）、心血管系统、鼻腔、口腔、骨盆、泌尿生殖道等。

混合型弯针：眼睛（前房）。

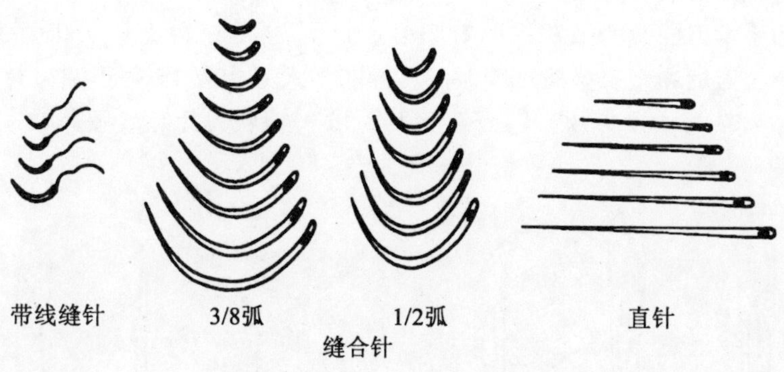

缝合针

2. 医用缝线

（1）不可吸收尼龙线：由合成的聚酰胺聚合物制成。它可以是单股的（黑色、绿色、无色）也可以是编制缝线（黑色、白色）。因组织反应低、强度高而应用广泛。单股尼龙线可用于大血管的缝合，也可作为表皮缝线用于切口的缝合。单股尼龙线相对较硬，由于具有组织原形或脱结的倾向，因此结扎时应多打几次结。埋置的缝线每年通过水解失去其强度的 20%，感染率低。聚酰胺线由尼龙纤维细丝精密编织而成，外加涂层以改善其可操作性。外观、手感和操作均如丝线，但强度更大，组织反应更轻微。适合不吸收缝线的任何组织。

（2）聚丙烯缝线：又名滑线，通过聚丙烯的聚合而制成，是一种特别的惰性缝线，可保留其张力强度。使用滑线打结时，须将手湿润后操作，以防止拉断。缝线感染性很小，可用于具有并发症的污染部位。聚丙烯缝线表面十分光滑，可以顺利通过组织并保持一定强度的可塑性，但材料表面的光滑性使得打结容易滑脱。聚丙烯缝线的组织反应小，可在组织中保留无限长时间。已被广泛应用于普外科、心血管科、整形外科及眼科手术。

3. 医用肠线

（1）普通外科肠线：采用羊肠或牛肠黏膜下层组织制作的易吸收缝线，吸收快，术后抗张强度仅能维持 7 ~ 10 天，并在 70 天内被完全吸收。但组织对肠线的反应稍大。多用于愈合较快的组织，如皮下组织、结扎血管和缝合感染伤口等，一般常用于子宫、膀胱等黏膜层的缝合。

（2）铬制肠线：肠线经铬盐溶液处理制成，可对抗机体内各种酶的消化作用，减慢组织吸收速度，使吸收时间延长至 90 天以上，它造成的炎症反应比普通肠线小。一般多用于妇科及泌尿系统手术，是肾脏及输尿管手术常选用的缝线，因为丝线会促进形成结石。使用时用生理盐水浸泡，待软化后拉直，以便于手术操作。

4. 手术器械

手术刀：手术刀由刀柄（scalpel handle）、刀片（blade）构成，包括可拆卸手术刀和固定手术刀两种类型。

可拆卸手术刀的刀柄最常用的有 3 号、4 号、7 号三种型号，其中 3 号、4 号刀柄均包括长刀柄和短刀柄两种亚型。可拆卸手术刀片有 15 号小圆刀片、10 号中圆刀片、20～23 号大圆刀片、11 号尖刀片、12 号镰状刀片等型号。

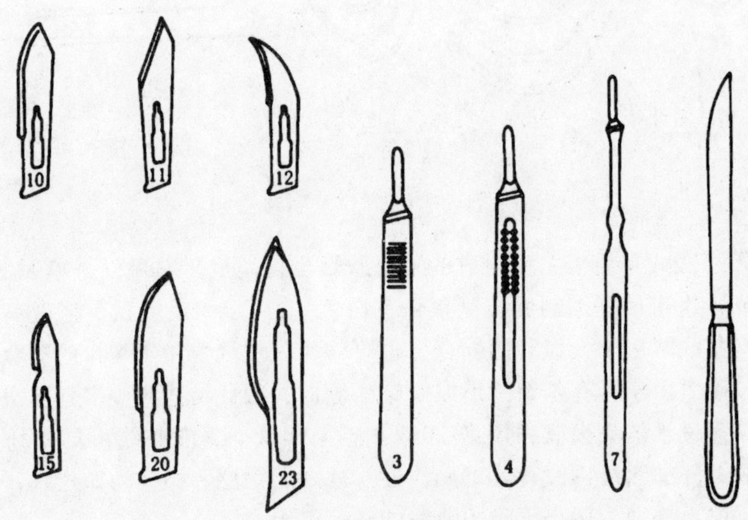

手术刀片及刀柄

一般情况下，中圆、大圆刀片用于切开皮肤、皮下、肌肉、骨膜等组织；小圆刀片用于眼科、手外科、深部手术等精细组织切割；尖刀片用于切开胃肠道、血管、神经及心脏组织；镰状刀片主要用于腭咽部手术。20～23 号大圆刀片只能安装在 4 号刀柄上；其余 10、11、12、15 号刀片可安装在 3 号、7 号刀柄上。

固定刀片目前较少使用，主要为截肢刀。

注意事项：刀片与刀柄配合时，拆卸应轻松，不得有卡住、过松或断裂现象。

手术剪：手术剪根据剪切对象的不同分为精细剪、组织剪、线剪、绷带剪、骨剪和钢丝剪等六大类。有长、短、直、弯、尖、钝、薄刃、厚刃之分。通常根据每

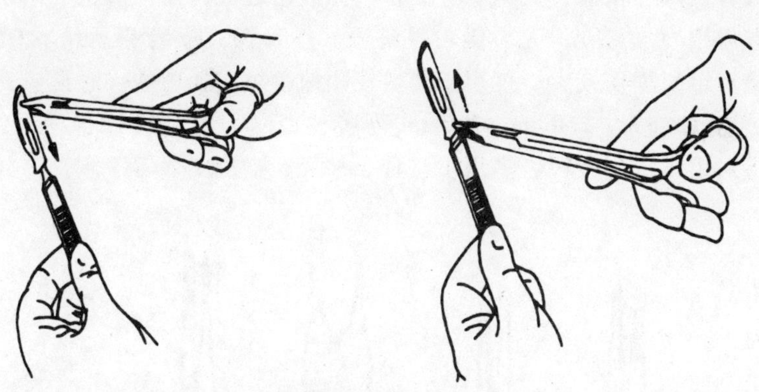

手术刀片安装，拆卸方法

种手术剪的形状、用途对其命名，如眼科剪、扁桃剪、子宫剪、鼻剪（漆状剪）、肋骨剪等。一般情况下，游离、剪开深部组织用长弯剪；游离、剪开浅部组织用短弯剪；分离精细组织用薄刃、尖弯剪；断开韧带或较多组织时用厚刃、钝弯剪；剪线、敷料用直剪；剪断骨型组织用骨剪；剪截钢丝、克氏针等钢制材料用钢丝剪。

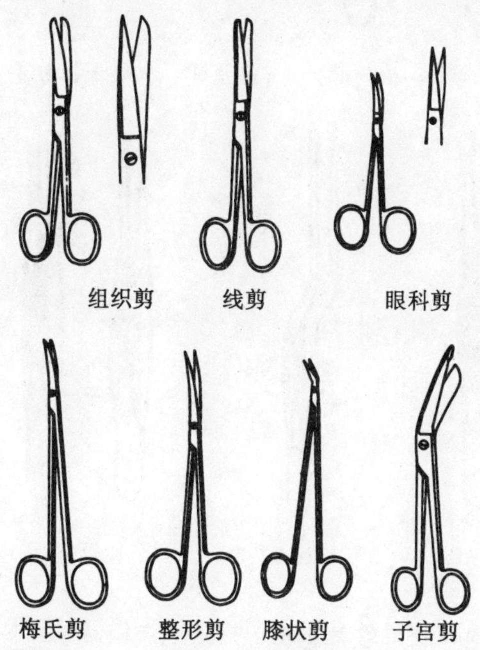

注意事项：使用手术剪时，注意专剪专用，以免损伤手术剪的刃口或使两片刃口分离，影响锋利度。

手术镊：手术镊主要用于术中局部组织的提拉暴露，以及协助分离与缝合操作。手术镊有长短、粗细、尖钝、有损伤、无损伤之分。根据形状、用途不同对其命名，如有齿镊（皮镊）、无齿镊、眼科镊、整形镊、血管镊、枪状镊、显微镊等。有齿镊对组织损伤较大，仅用于夹持较硬的组织，如皮肤、瘢痕等；无损伤镊用途广泛，有 1.5mm、2.0mm、3.5mm 等多种型号，用于夹持各种组织及脏器；精细、尖镊对组织损伤较轻，多用于血管、神经、整形美容等手术。

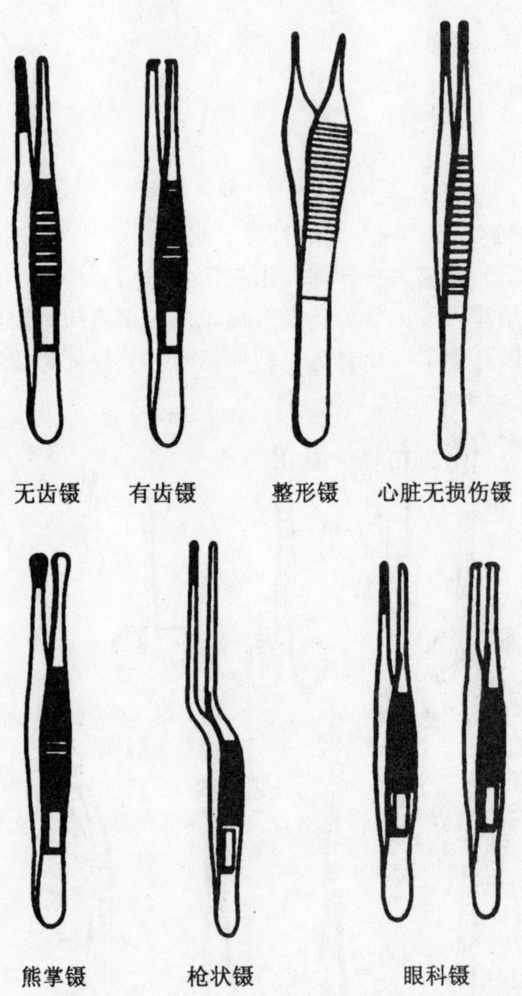

血管钳：又称止血钳，是外科手术中的基本操作器械。多用于术中止血和分离组织，也用于协助缝合、夹持敷料。由于血管钳扣紧时对组织有不同程度的损伤，不能直接用于皮肤、脏器及脆弱组织。血管钳有直弯之分，按其长短有蚊式钳（12.5cm）、五寸钳（14cm）、六寸钳（16cm）、七寸钳（18cm）、九寸钳（20cm、

22cm)、胸腔钳（24cm、26cm）几种型号。大多数血管钳为全齿血管钳，半齿血管钳的钳尖受力较全齿血管钳大，常用于出血点的钳夹止血。

其他钳类：无损伤血管钳：用于阻断或部分阻断较大血管，对血管壁的损伤小，根据阻断血管的种类、部位和阻断程度，又有各种不同的型号。

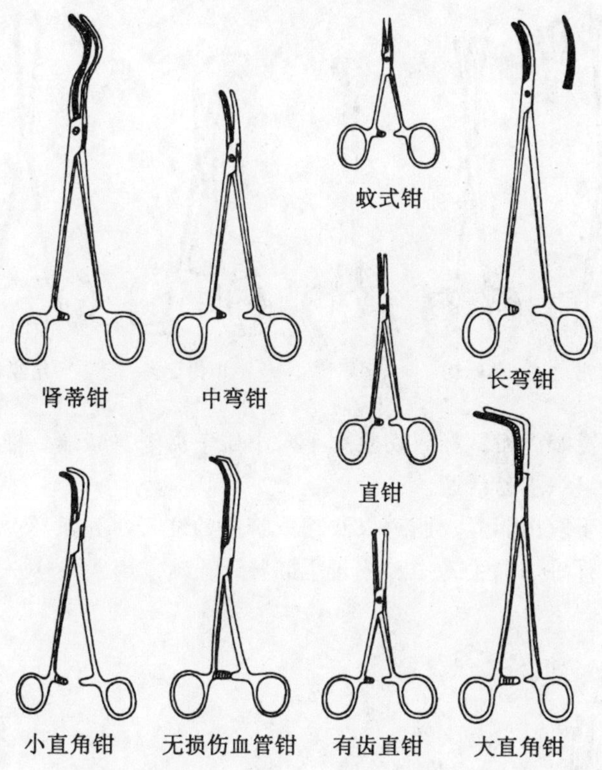

组织钳：根据钳前端齿的深浅分为有损伤和无损伤两种，齿深的为有损伤组织钳，钳夹牢固有力，用于夹持组织和皮瓣，协助剥离时提夹组织；齿浅的为无损伤组织钳，可钳夹闭合血管。

卵圆钳：又名环钳、海绵钳，可分为有齿、无齿两种。有齿卵圆钳主要用于钳夹敷料、物品；无齿卵圆钳可以用于提拉食管、肠道等脆弱组织。

巾钳：在建立无菌屏障时，用于固定无菌巾单，固定敷料保护切口，有大小之分。

直角钳：用于游离血管、胆管等组织，以及牵引物的引导。

肠钳：用于夹闭肠道断端。齿槽薄、细，对组织压榨作用小。分直、弯两种。使用时于钳端外套胶管，使肠壁的损伤降至最低。

可可钳：又称 kocker 钳，在血管钳的尖端增加鼠齿设计，用以增加把持力，多用于夹取坚硬致密组织（如骨膜）或阻断胃肠道。

支气管钳：用于夹闭支气管及其他腔道的断端。前端齿槽为直纹，对组织损伤较轻。

肺叶钳：用于提拉、牵引肺叶以充分显露手术野。前端呈三角形，齿槽为直纹，对组织损伤较轻。

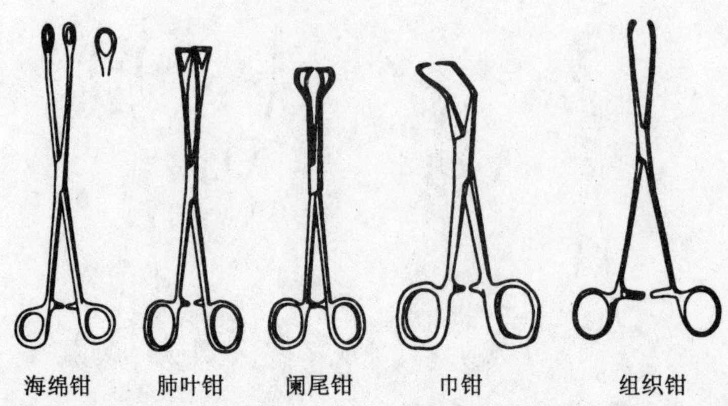

海绵钳　肺叶钳　阑尾钳　巾钳　组织钳

胃钳：又称胃幽门钳，在胃切除类手术中用于夹闭胃断端。轴为多关节，力量大、压榨力强，组织不易滑脱。

取石钳：用于取出胆囊、胆道以及输尿管中的结石。为弧形。

肾蒂钳：在肾脏切除手术中，用于阻断肾蒂血流。有大中小三种型号，在手术中常配合使用。

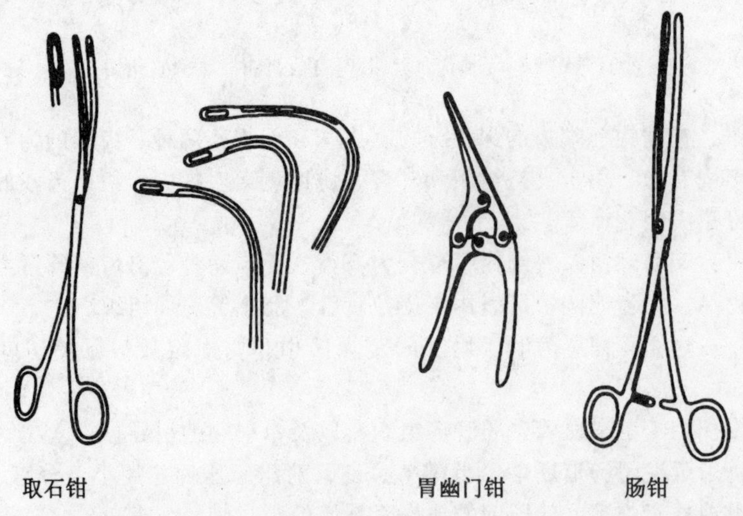

取石钳　胃幽门钳　肠钳

脾蒂钳：在脾脏切除手术中，用于阻断脾蒂血流。

阑尾钳：用于夹提和固定阑尾或输尿管等组织，对组织损伤小。

心耳钳：用于夹持心耳，持力大，对组织损伤小，有大中小3种。

银夹钳：夹银夹，用于脑科、胸科手术的止血、定位。

鼻息肉钳：用于夹取鼻息肉。

鼻甲钳：用于夹取、咬除鼻甲，分上中下鼻甲3种。

咬骨钳：用于咬除、修整骨组织，分单关节、双关节两大类，按咬骨钳的前端形状分为尖嘴、鹰嘴、圆头、方头四种。

椎板咬骨钳：用于咬除椎体组织，椎管周围韧带，前端分平面、斜面两种。

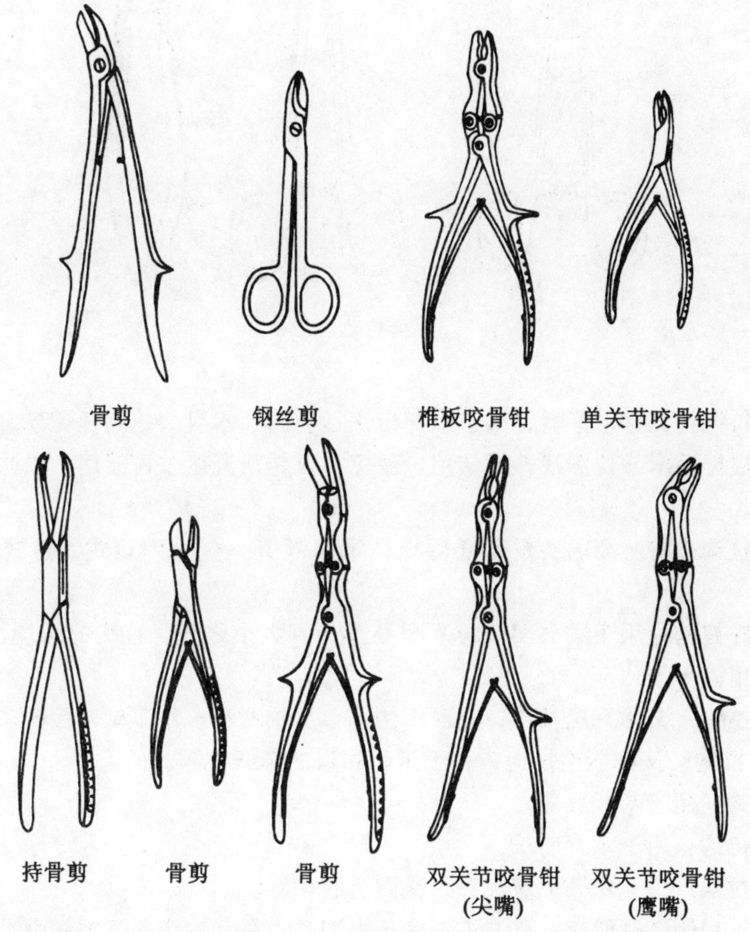

持针器：又叫针持，用于夹持缝针，协助缝线打结，有不同的长度。头端有纵横交错的纹路或突出的细小颗粒形成粗糙面，以增加摩擦力。持针器的前端有粗细之分，粗头持力大，在夹持较大缝针时固定牢固，便于手术者准确操作，术中最常用；尖头持力相对较小，对缝针的损伤小，多用于夹持细小缝针。持针器柄有直、弯两种，一般情况下都使用直持针器，以适应缝合角度。显微持针器的弹性臂可以很好地持牢精细缝针，而又不会损伤缝针。

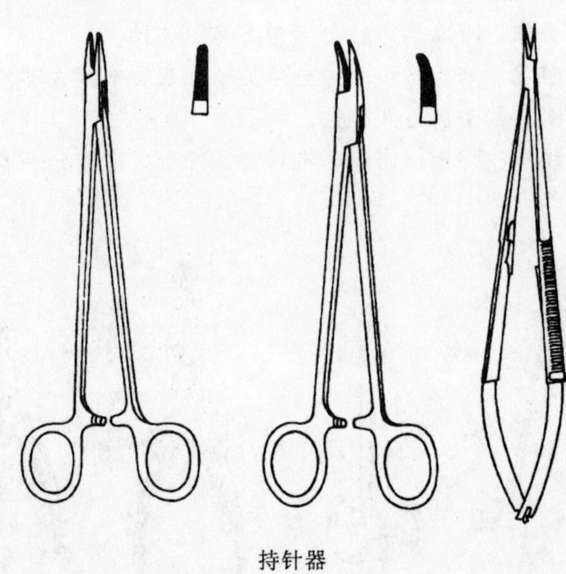

持针器

拉钩：拉钩又称牵开器，用于牵开组织、显露手术野。拉钩种类繁多，大小形状不一，根据手术部位深浅选择使用。注意：拉钩浸湿后方可使用，以防止拉钩面磨损组织。

头皮拉钩：将游离的头皮牵开固定，暴露颅骨。分为弹簧式、链式和普通式三类。

甲状腺拉钩：用于浅部切口的牵开显露，有大小之分，拉钩的两端深浅不一，可选择使用。

腹部拉钩：又称开腹拉钩，分双头钩和单头钩两种，用于牵开腹壁。

“S”拉钩：又称骶尾拉钩，用于深部切口的牵开显露。

肝拉钩：用于牵开肝脏。

膀胱拉钩：用于牵开膀胱。

悬吊拉钩：用于牵开上腹腹壁，暴露上腹内脏。

爪钩：用于牵开肌肉，分二爪、三爪、四爪三种，有大小、深浅之分。

乳突牵开器：用于撑开显露乳突等浅表小切口。

自动开腹拉钩：用于牵开腹腔或盆腔，牵开固定后可自动维持牵开效果，节省人力。分二翼、三翼两种。

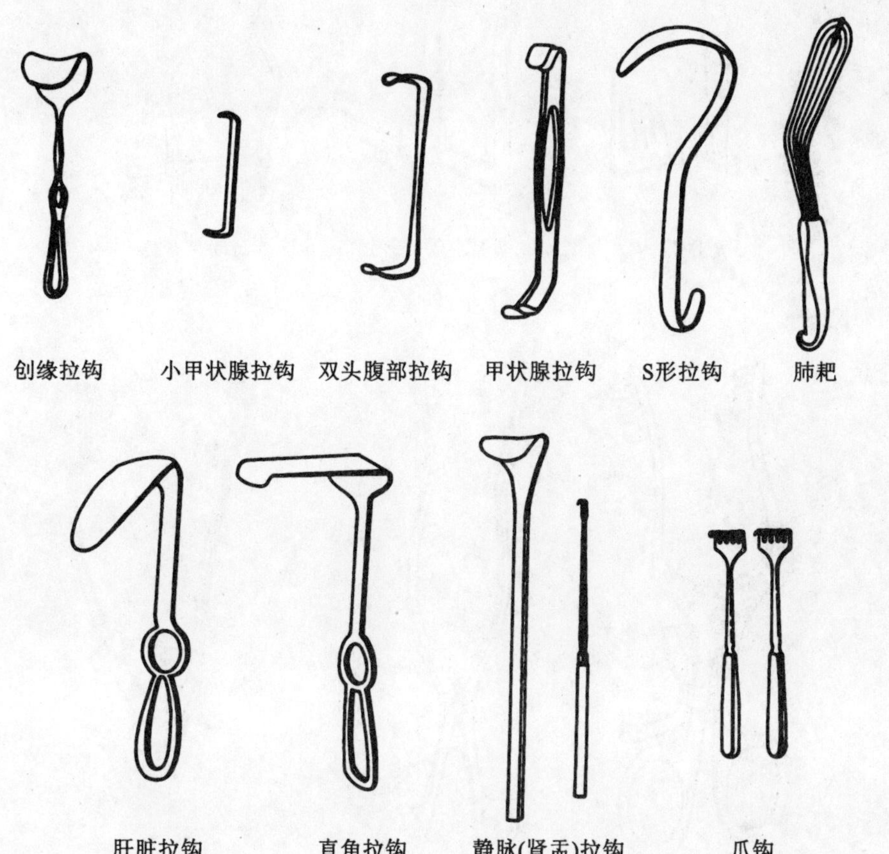

静脉拉钩：又称肾盂拉钩，用于牵开血管、肾盂或心室。

后颅凹牵开器：用于后颅凹金额脊柱椎板的牵开暴露。

压脑板：光滑，有很好的可塑性，用于牵开脆弱脑组织。

神经拉钩：用于游离牵开神经等条索状组织。

神经根拉钩：在脊柱、脊髓手术中用于牵开保护神经根。分 90°和 135°两种。

开口器：用于撑开上下颌，暴露口腔。有钳式开口器和台式开口器、“丁”形开口器、嘴形撑开器。

胸骨撑开器：用于撑开劈开的胸骨或肋间隙，显露纵膈或胸腔。

肋骨闭合器：又称肋骨合拢器，用于合拢切口上下肋骨，闭合肋间隙。

窥阴器：用于撑开阴道，分为妇科检查用窥阴器和妇科手术用窥阴器两类。

骨钩：用于提拉长骨断端。

开睑器：用于撑开眼睑。

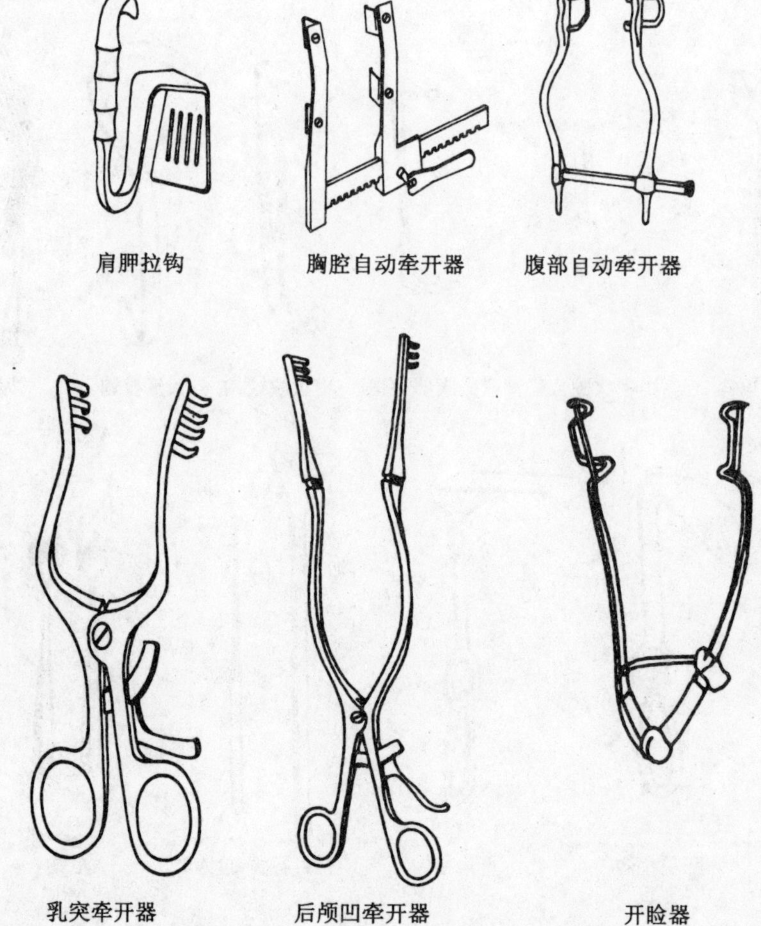
肩胛拉钩　胸腔自动牵开器　腹部自动牵开器

乳突牵开器　后颅凹牵开器　开睑器

吸引器：手术室内的吸引器主要用于清理呼吸道和吸出手术野的血液、渗液及冲洗液。吸引头有不同长度及口径，有直、弯两类，分为普通吸引头、侧孔单管吸引头、套管吸引头3种：

侧孔单管吸引头：多用于脑外科、脊柱外科手术，其管壁中段有一小孔，手术者可通过按压此处调节负压吸引力量的大小。

套管吸引头：主要用于腹腔手术，其结构是在单孔吸引管基础上配上多侧孔外套管，可避免大网膜、肠壁等组织被吸附，堵塞吸引口。

转接头：通过转接头，可使显微吸引头与吸引管连接，多用于中耳手术。

刮匙（勺）：用于刮除切口坏死组织、肉芽组织、死骨或松质骨块，有大小锐钝之分，有直弯两型。

探针：探针又称探条，有普通探针专用探针两类。

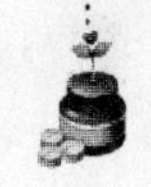

普通探针：用于探查窦道、瘘管深浅及方向。

专用探针：一般指胆道探条、宫颈探条、尿道探条、髓腔探条等。用于相应部位的探查或扩张，有不同大小型号。

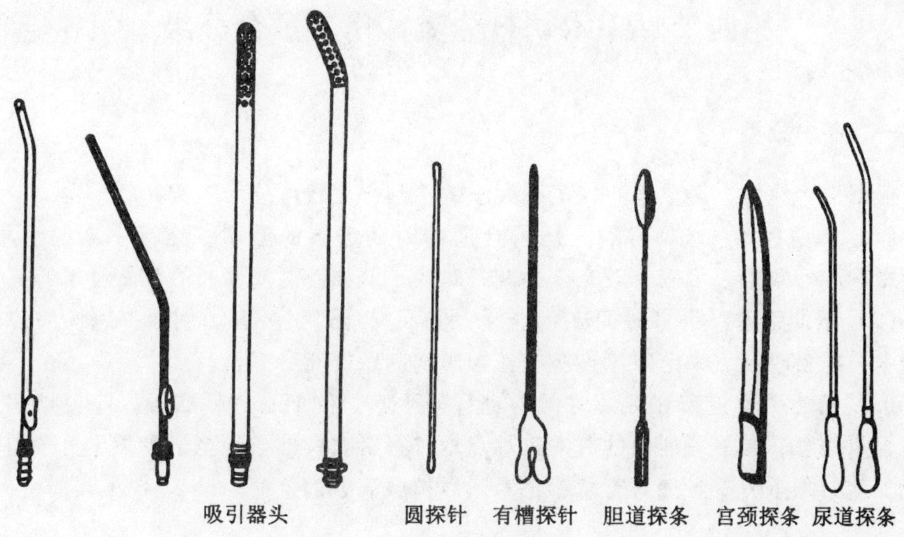
吸引器头　圆探针　有槽探针　胆道探条　宫颈探条　尿道探条

剥离子：剥离子种类很多，主要用于骨膜剥离。

脑膜剥离子：两端扁平、薄，质地硬，可用于肾窦粘连组织的剥离。

骨膜剥离子：前端分平头尖头两种。

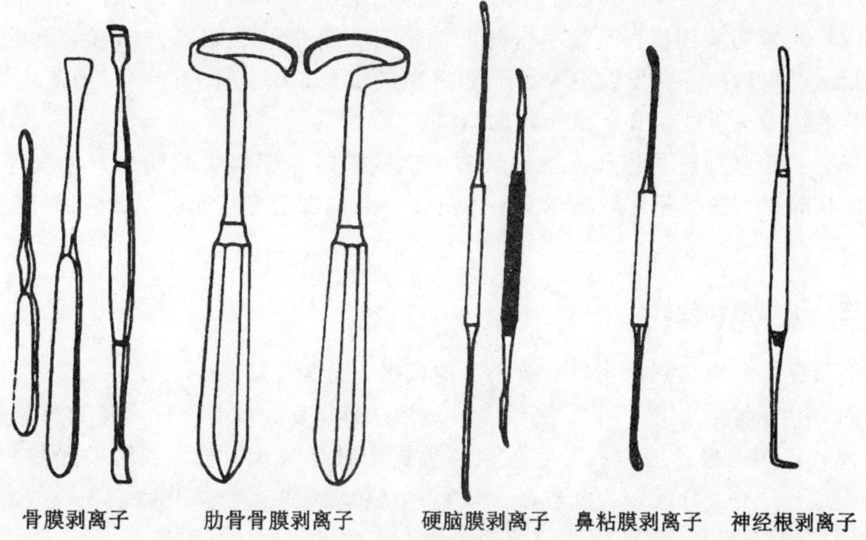
骨膜剥离子　肋骨骨膜剥离子　硬脑膜剥离子　鼻粘膜剥离子　神经根剥离子

肋骨骨膜剥离子：分左右两侧，一式两把。

神经根剥离子：一端扁平，一端为直角钩，主要用于神经根的剥离以及截骨时神经根的保护。

第四节　手术切口分类　伤口愈合分级

一、手术分类

根据手术性质，轻重缓急，范围大小的不同，大致可分为三类。

（1）择期手术：选择对病人病情合适的时期进行的手术。施行手术的迟早，不会影响治疗效果，可以有较充分的准备时间。例如：可复性疝的疝修补术等。

（2）限期手术：手术时间亦可选择，但不宜延迟过久者。例如：恶性肿瘤的根治术，准备时间有一定限度。应在较短时间内做好充分准备。

（3）急症手术：需在最短时间内进行的手术。例如：嵌顿疝等，应根据病情分清轻重缓急，在尽可能短的时间内重点地进行必要性准备。至于少数十分急迫的情况，就必须争分夺秒地进行急诊手术，以抢救病人的生命。

二、切口分类

根据创伤和外科手术中污染的可能性而划分切口类别，一般分为三类：

（1）清洁切口：是指非外伤性，非感染性伤口。亦指缝合的无菌切口。手术未进入呼吸道、消化道、泌尿生殖道小口咽部位；手术未进入炎症区；手术后亦无引流性伤口。

（2）可能污染切口：是指手术时可能带有污染的缝合切口，如肾大部分切除术、食道癌根治术等。皮肤不容易彻底灭菌的部位、6 小时内的伤口经清创缝合、新缝合的切口又再度切开者属于此类切口。

（3）污染切口：是指邻近感染区或组织区暴露于感染物的切口。如阑尾穿孔后阑尾切除术、肠梗阻坏死肠切除手术的切口、局部含有坏死组织的陈旧性创伤切口等。

三、伤口愈合分级

伤口愈合分级是判定伤口愈合情况的依据，分为三级：

（1）甲级愈合：用“甲”字代表，是指愈合优良，没有不良反应的初期愈合。

（2）乙级愈合：用“乙”字代表，是指伤时组织缺损较大或污染严重，愈合欠佳，愈合处有炎症反应，如红肿、硬结、血肿、积液等但未化脓。

（3）丙级愈合：用“丙”字代表，指切口化脓需做切开引流。

第五节 手术基本技术、基本操作

一、手术人员的准备

1. 洗手前准备

(1) 进入手术室的工作人员，必须更换手术室的专用鞋和手术衣、裤。

(2) 戴好手术室专用帽子、口罩，帽子完全遮盖头发，口罩必须遮住口鼻。轻度上呼吸道感染者带双层口罩，严重者不可参加手术。

(3) 修剪指甲，并除去甲缘下积垢。

2. 手臂消毒法

(1) 肥皂刷手法（基础刷手法）：

①洗手前更衣，戴好口罩、帽子，剪短指甲，上衣衣摆扎于裤腰内，衣袖卷至肘上20cm处。

②用肥皂及流水将手臂清洗一遍。

③用无菌刷蘸2%肥皂水或洗手液刷洗手臂。将手臂分为三个区段，即手、前臂、上臂三部分，刷洗时应按三区段顺序交替刷洗，由指尖开始，逐步刷向手指、指间、手掌、手背。刷完双手后，刷两前臂，最后刷两上臂至肘上10cm处，两侧刷完后，将双手抬高，用流水冲洗，冲洗时使水自手部流向肘部，按上述方法共刷3遍，约10min。用无菌毛巾或一次性纸巾依次擦干手、臂、肘。擦拭时先擦双手，然后将毛巾折成三角形，搭在一侧手背上，对侧手持住毛巾的两个角，由手向肘顺势移动，擦去水迹，不得回擦；擦对侧时将毛巾翻转，方法相同。

④将手臂浸泡在75%酒精桶内5min。边浸泡边用桶中小毛巾揉擦双手及前臂，注意手臂不可触碰桶口。

⑤用桶中小毛巾擦干双手，穿手术衣，戴手套。

(2) 消毒剂刷手法：

①用肥皂和流水将手臂清洗1遍。

②用无菌海绵毛刷1只，接取消毒剂3~5ml，刷洗双手、前臂、上臂至肘上10cm处（刷洗顺序同肥皂刷手法），时间为3min，只需刷1遍。

③用流水冲净。

④用无菌小毛巾擦干。

⑤取消毒剂3~5ml涂抹双手及前臂，晾干后，穿手术衣，戴手套。

使用消毒剂刷手，具有时间短，灭菌效果好，维持时间长等优点，已被多家医院采用。如果手术完毕，需连续施行另一台手术时，若手臂未被污染，不需重新刷手，仅需75%酒精浸泡5min，或取消毒剂3~5ml涂抹双手及前臂，即可穿无菌手术衣，戴无菌手套。

3. 穿无菌手术衣

常用的手术衣有两种式样：一种是对开式手术衣，另一种是遮背式手术衣。它们的穿法不同，无菌范围也不相同。

（1）穿对开式手术衣法：

①洗手后，取手术衣，将衣领提起轻轻抖开。

②将手术衣轻掷向上的同时，顺势将双手和前臂平行伸入衣袖内，并向前伸展。

③巡回护士在其身后协助向后拉衣、系带，然后在手术衣的下摆稍用力拉平，轻推穿衣者的腰背部提示穿衣完毕。

④手术衣无菌区域为：颈以下，腰以上的胸前、双手、前臂，腋中线的侧胸。

（2）穿遮背式手术衣法：

①第①、②步同“穿对开式手术衣法”。

②巡回护士在其身后系背部系带。

③戴无菌手套。

④将前襟的腰带递给已戴好手套的手术医生，或由巡回护士用无菌持物钳夹持腰带绕穿衣者一周后交穿衣者自行系于腰间。

⑤无菌区域为：颈以下，腰以上的胸前、双手、前臂、侧胸及手术衣后背。

（3）注意事项：

①穿手术衣必须在手术间进行，四周有足够的空间，穿衣者面向无菌区。

②穿衣时，不要让手术衣触及地面或周围的人或物，若不慎接触，应立即更换。巡回护士向后拉衣领、衣袖时，双手均不可触及手术衣外面。

③穿遮背式手术衣时。穿衣人员必须戴好手套，方可接取腰带。

④穿好手术衣、戴好手套，在等待手术开始前，应将双手放在手术衣胸前的夹层或双手互握置于胸前。双手不可高举过肩、垂于腰下或双手交叉放于腋下。

4. 无接触戴无菌手套法

（1）取无菌手术衣，双手伸入袖口处，手不出袖口。有破口的无菌手术衣应更换。

（2）隔着衣袖取无菌手套放于另一只手的袖口，手套的手指向上，各手指相对。

（3）放入手套的手隔着衣袖将一侧翻折边抓住，另一只手隔着衣袖，拿另一侧翻折边，将手套翻套于袖口上，手迅速伸入手套内。

（4）再用已戴好手套的手，同法戴另一只手套。

5. 连台手术更衣法

手术完毕，手套也未破损，连台手术时应先脱去手术衣，后脱去手套，注意勿

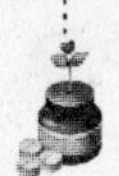

使手指接触手套外面，然后以流水冲去手上滑石粉，无菌毛巾擦干后，再浸泡在70%乙醇中5min或取消毒剂3～5ml涂抹双手及前臂，如前面的方法穿无菌手术衣、戴无菌手套。注意感染手术后连台，必须重新刷手。

6. 脱手术衣的方法

他人帮助脱衣法：自己双手向前微屈肘、腕，巡回护士面对脱衣者，握住衣领将手术衣向肘部、手的方向顺势翻转、拉脱。此时手套的腕部正好翻于手上。

个人脱衣法：脱衣者左手抓住右肩手术衣外面，自上拉下，使衣袖由里外翻。同样方法拉下左肩，然后脱下手术衣，并使衣里外翻，保护手臂及衣裤不被手术衣外面所污染，将手术衣扔于污物袋内。

二、手术病人的准备

1. 皮肤消毒原则

(1) 充分暴露消毒区域：尽量将患者的衣服脱去，充分显露消毒范围，消毒前检查消毒区域是否清洁，如皮肤上有胶布粘贴的残痕应拭去，以免影响消毒效果。皮肤有破口或疖肿者应停止手术。

(2) 待碘酊干后方可脱碘，否则影响杀菌效果。消毒范围以切口为中心向外15～20cm。

(3) 消毒顺序以手术切口为中心，由内向外、从上到下。若为感染伤口或肛门区消毒，则应由外向内。已接触边缘的消毒纱球，不得返回中央重复涂擦。

2. 皮肤消毒方法

(1) 巡回护士检查皮肤清洁情况，如油垢较多或粘有胶布痕迹者，应先用松节油擦净。

(2) 器械护士将盛有碘酊、乙醇纱球杯及敷料钳递给医生。

(3) 医生夹取碘酊纱球，自手术切口处向外消毒至切口周围15～20cm以上，在待碘酊干的过程中，更换消毒钳，用乙醇纱球彻底脱碘2遍。

(4) 面部、口腔及小儿皮肤用75%的乙醇消毒，也可用0.5%的碘伏消毒，内耳手术用1%碘酒和75%的乙醇消毒。

(5) 消毒中有污染必须听从巡回护士的安排重新消毒。

3. 注意事项

(1) 使用消毒液擦拭皮肤时，需稍用力涂擦。

(2) 碘酊配液不可浸蘸过多，以免消毒时药液流向患者其他部位造成皮肤脱碘不净引起烧伤。

(3) 皮肤消毒时，应用两把无菌效料钳分别夹持碘酊、乙醇纱球，以免消毒过程中污染。使用后的敷料钳不可放回器械台上。在消毒过程中，消毒者双手不可触碰手术区或其他物品。

(4) 采用碘伏皮肤消毒，应涂擦2遍，作用时间3min。

(5) 注意脐、腋下、会阴等皮肤皱褶处的消毒。

(6) 消毒过程中床单明显浸湿，应更换床单或加铺一层干的布单后再铺无菌巾，以免术中患者皮肤长时间接触浸有消毒液的床单，造成皮肤灼伤。婴幼儿手术尤应注意。

(7) 实施头面部、颈后入路手术时，应在皮肤消毒前用防水眼贴（眼保护垫），眼部涂红霉素眼膏，保护双眼，防止消毒液流入眼内，损伤角膜。

4. 皮肤消毒的范围

(1) 头部手术：头部及前额。

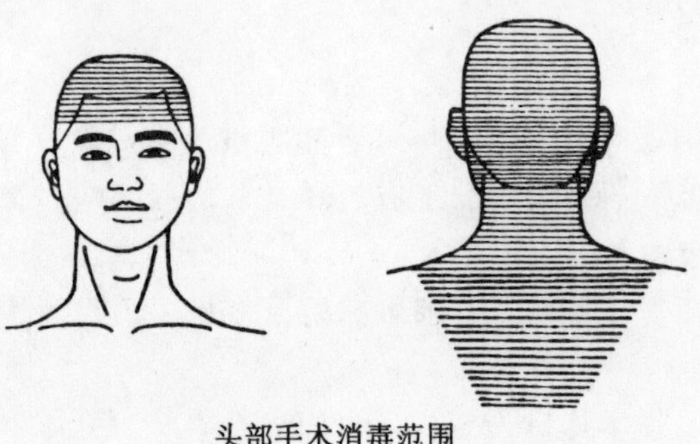

头部手术消毒范围

(2) 口颊面部手术：面、唇及颈部。

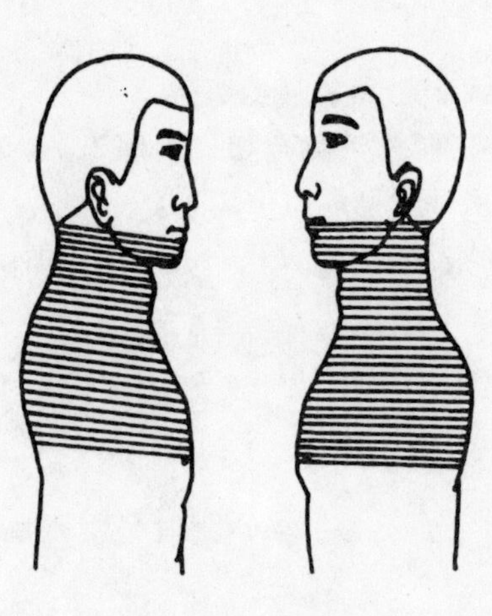

颈部手术消毒范围

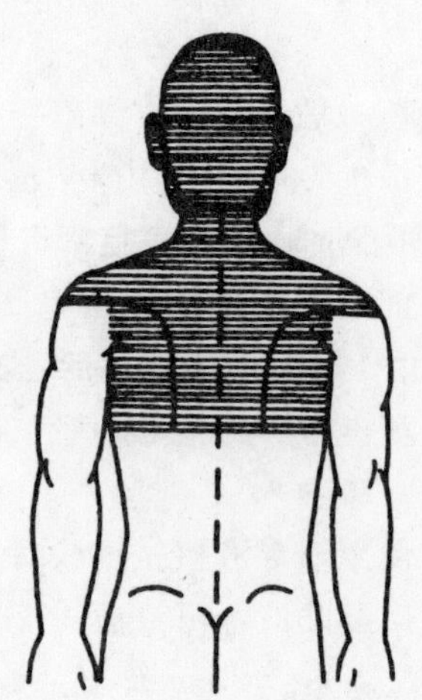

颈椎手术消毒范围

(3) 耳部手术：术侧头、面颊、耳后及颈部。

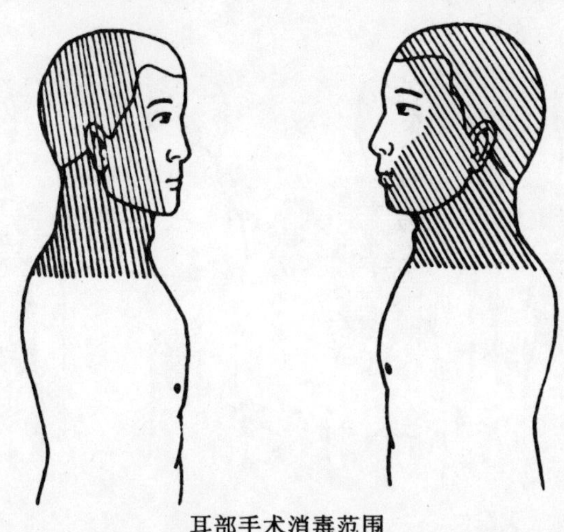

耳部手术消毒范围

（4）颈部手术。

①颈前部手术：上至下唇，下至乳头，两侧至斜方肌前缘。

②颈椎手术：上至颅顶，下至两腋窝连线。如取髂骨，上至颅顶，下至大腿上 1/3，两侧至腋中线。

（5）锁骨部手术：上至颈部上缘，下至上臂上 1/3 处和乳头上缘，两侧过腋中线。

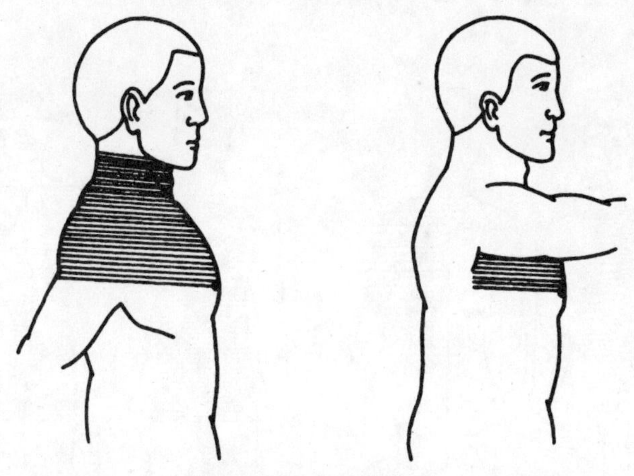

锁骨部位手术消毒范围

（6）胸部手术：

①侧卧位：前后过中线，上至肩及上臂上 1/3，下边过肋缘，包括同侧腋窝。

②仰卧位：前后过腋中线，上至锁骨及上臂，下过脐平行线。

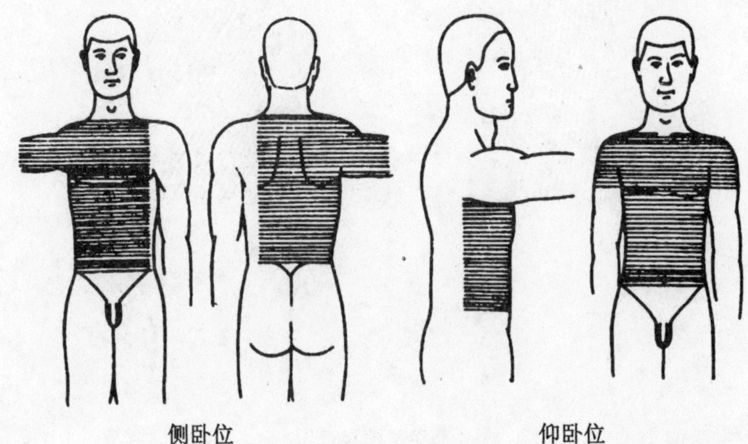

侧卧位　　仰卧位

胸部手术消毒范围

(7) 乳癌根治手术：前至对侧锁骨中线，后至腋后线，上过锁骨及上臂，下过脐平行线。如大腿取皮，大腿过膝，周围消毒。

(8) 腹部手术：上腹部、下腹部消毒范围。

①上腹部手术：上至乳头，下至耻骨联合，两侧至腋中线。

②下腹部手术：上至剑突，下至大腿上 1/3，两侧至腋中线。

(9) 腹股沟区及阴囊部手术：上至肚脐线，下至大腿上 1/3，两侧至腋中线。

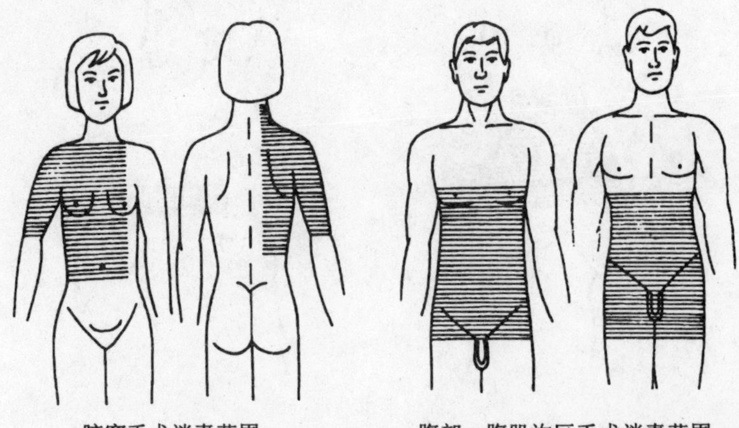

腋窝手术消毒范围　　腹部、腹股沟区手术消毒范围

（10）胸椎手术：上至肩，下至髂嵴连线，两侧至腋中线。

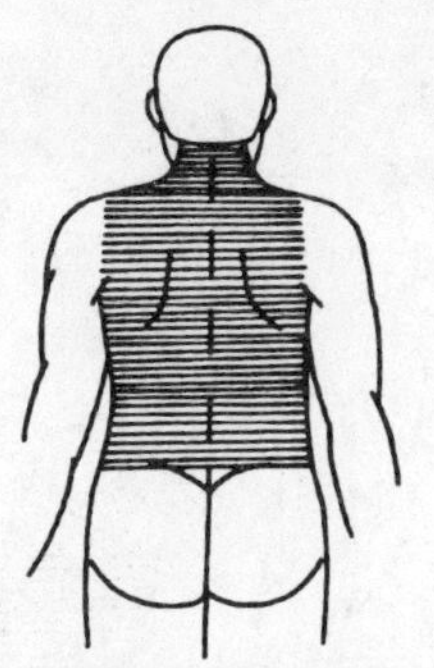

胸椎手术消毒范围

（11）腰椎手术：上至两腋窝连线，下过臀部，两侧至腋中线。

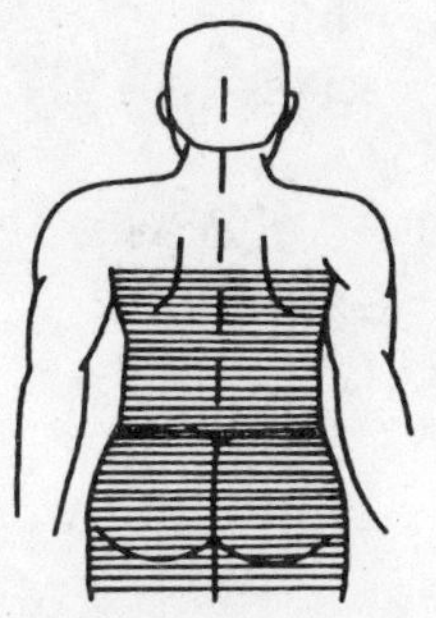

腰椎手术消毒范围

（12）肾脏手术：前后过腋中线。上至腋窝，下至腹股沟。

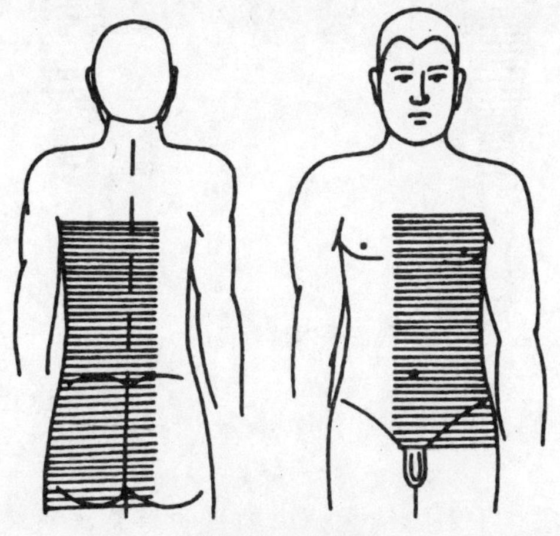

肾脏手术消毒范围

（13）会阴部手术：耻骨联合、肛门周围及臀、大腿上 1/3 内侧。

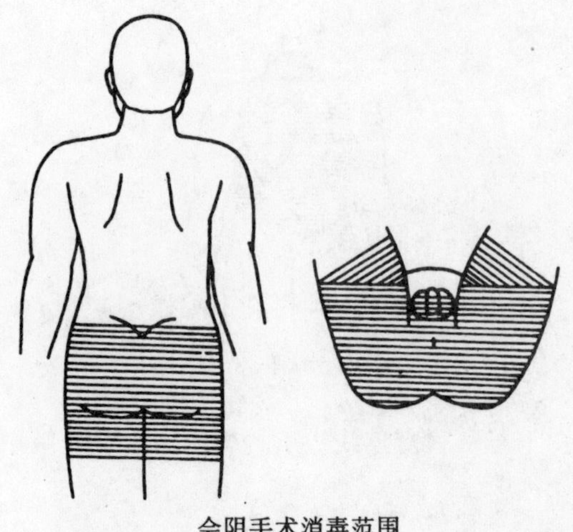

会阴手术消毒范围

（14）髋部手术：前后过正中线，上至剑突，下过膝关节，周围消毒。

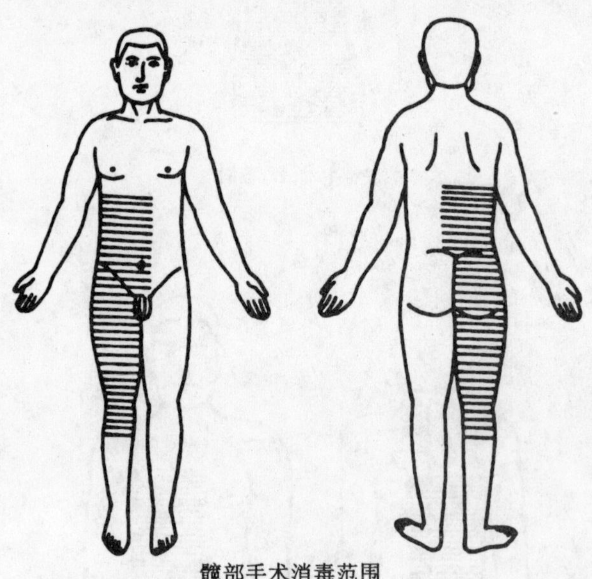

髋部手术消毒范围

（15）四肢手术：周围消毒，上下各超过一个关节。

5. 基本技术操作

（1）无菌巾的铺法：手术野铺无菌巾的目的是显露手术切口所必需的皮肤区域，遮盖切口周围，使手术切口周围环境形成无菌区域，防止细菌进入切口。

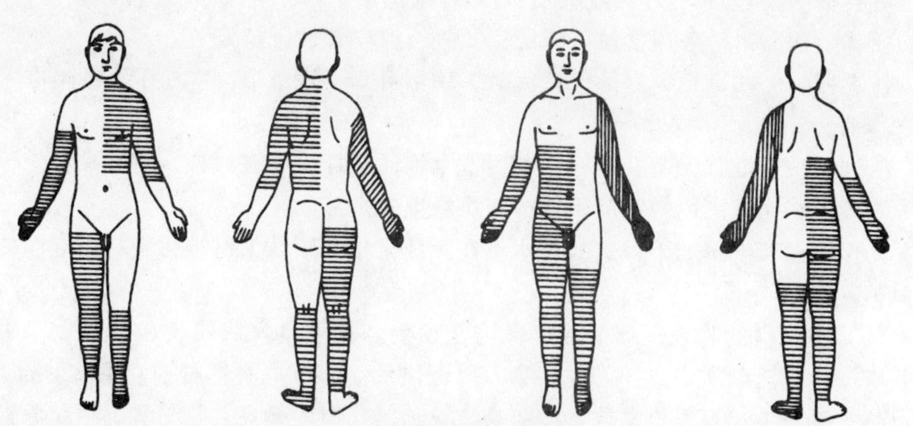

四肢手术消毒范围

①铺巾前，器械护士应穿手术衣、戴手套。手术医生操作分两步：第一步，未穿手术衣、未戴手套，直接铺第1层切口单；第二步，双手臂重新消毒1次，穿戴好手术衣、手套，方可铺其他层单。

②铺无菌单时手术切口四周及手术托盘上应铺置4层以上，其他部位应至少2层以上，无菌单下垂应超过桌面下35cm。

③铺手术野治疗巾的顺序是先下后上、再对侧，最后铺近侧。原则上第1层无菌巾是从相对干净到较干净、先远侧后近侧的方向进行遮盖。如腹部治疗巾的铺巾顺序为：先下后上，先对侧后同侧。

④已铺置的无菌巾不可随意移动，如铺置不准确，只能向切口外移动，不能向切口内移动。

⑤铺置大的无菌单，在铺展开时，要手持单角，向内翻转遮住手背，以免双手被污染。

（2）无菌范围：无菌范围指经过灭菌处理，而未被污染的区域范围。

（3）无菌持物钳的使用：

①每个容器内只放1把钳子。如需到较远处夹取物品，应连同容器一起移动。

②取无菌持物钳时，前端须闭合，尖端向下，垂直取出。使用完毕后放钳时，也应闭合前端。

③手不可碰及罐口及无菌持物钳轴节以下部位。

④无菌持物钳不可在空中暴露过久，每次用后放回罐中，每4h更换1次。

（4）铺置无菌桌的原则：

①洗手护士铺置无菌桌，刷手，穿无菌手术衣，戴无菌手套后铺置。

②无菌桌巾应铺置4层以上，桌巾下垂超过35cm。

③器械的整理顺序为从左向右摆于器械桌上，一般顺序为血管钳、刀、剪、镊、拉钩、深部钳、备用器械。海绵钳及吸引器皮管放于拉钩上。

④巡回护士移动已铺好的无菌桌时，手不可握下垂桌巾，应握于下垂桌巾下面使之移动。

⑤洗手护士推移无菌桌时，手不可握桌缘的栏杆，应在栏杆内使之推移。

⑥放置在无菌桌内的物品不能伸于桌缘以外。

⑦保持无菌桌单的干燥。如果水倒在无菌桌单上则认为已被污染，应立即加盖无菌单。

（5）单托盘的管理：双折治疗巾铺托盘上。右手拿海绵钳夹小方纱，双手提钳并串好卡于托盘靠切口处。左手拿刀剪镊包及治疗巾 1 块，右手拿甲状腺拉钩 2 个、长平镊 1 个，双手再拿放湿纱垫的 2 块长治疗巾上托盘。长平镊、甲状腺钩放托盘右下角；将 2 块长治疗巾放托盘近侧；短治疗巾放于托盘右上角；将刀剪镊包放于手术台上打开并摆放好；线剪放托盘右上部。摆好器械桌上中、小碗及弯盘。左手拿吸引器、电刀镊右手拿缝针、吸引器、皮管、电刀镊放于手术野上方，针垫放托盘右上角治疗巾下边。将持针器放于托盘右上角治疗巾上。

（6）双托盘整理：常规消毒铺无菌单。双折中单铺于双托盘上，齐边朝切口。双手持浅部器械串放于前托盘边缘处，双手持深部器械串放于后托盘边缘处。左手拿刀剪镊包及治疗巾 1 块；右手拿扁桃体剪、线剪、7 号刀柄、甲状腺拉钩 2 个、长平镊 1 个，双手再拿放湿纱垫的 2 块长治疗巾上托盘。将 2 块长治疗巾放后托盘近侧（注意长齐边靠近侧）；短治疗巾放于后托盘右上角，将刀剪镊包放于手术台上打开并摆放好；线剪放于后托盘长治疗巾左下；7 号刀把、扁桃体剪、长平镊、甲状腺拉钩放于前托盘右上角。摆好器械桌上大、中、小碗及弯盘（小碗放弯盘内）。左手拿吸引器、电刀镊，右手拿针垫。将吸引器、电刀镊放于手术野上方，针垫放后托盘右上治疗巾下边。将前托盘针持放于后托盘右上角治疗巾上。

（7）穿针带线法：穿针带线过程中要求做到 3 个 1/3，即缝线的返回线占总线长的 1/3，持针器夹持缝针在针尾的后 1/3 处，稍向外上；持针器开口前端的 1/3 夹持缝针。这样，术者在缝扎时有利进针、不易掉线。传递时，将缝线绕到手背或用环指、小指将缝线夹住，使术者接钳时不致抓住缝线影响操作。常用于血管组织结扎。

方法：

①右手拿持针器，用持针器开口端的前 1/3 夹住缝针的后 1/3 处。

②左手接过持针器，握住中部，右手拇指、食指或中指捏住缝线前端穿入针孔。

③线头穿过针孔后，右手拇指顶住针尾孔，食指顺势将线头拉出针孔。

④拉线过针孔 1/3 后，右拇指、食指将线反折，合并缝线后卡入持针器的

头部。

⑤若为线轴，右手拇指、食指捏住线尾，中指向下用力弹断线尾。

持针器传递法：传递时要避免术者同时将持针钳和缝线握住。右手持持针器的中部，将线置于手掌中或手背后，缝针的尖端朝向手心，针弧朝背，将持针器柄以轻微的拍击动作递于医生掌中。

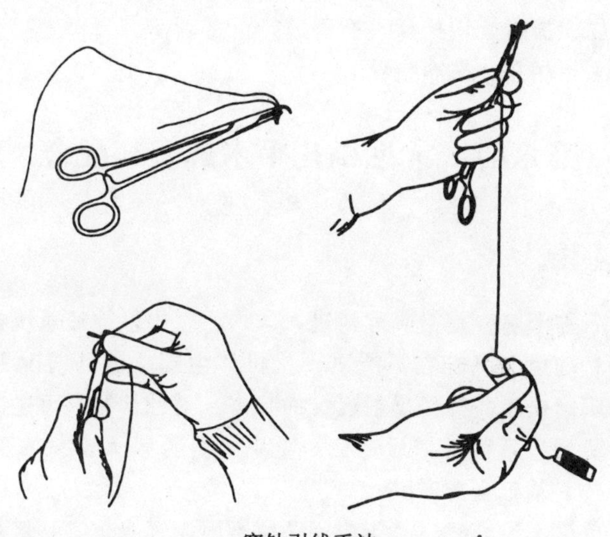

穿针引线手法

（8）无菌技术：无菌技术是指在医疗、护理操作过程中，防止一切微生物进入人体和防止无菌物品、无菌区域被污染的技术。

无菌技术操作原则：

①无菌操作环境应清洁、宽敞，操作前30min须停止清扫工作。

②无菌操作前，工作人员要戴好帽子和口罩，修剪指甲并洗手，必要时穿无菌衣，戴无菌手套。

③无菌物品与非无菌物品必须分别放置，并有明显标志；无菌物品不可暴露在空气中，须存放在无菌容器或无菌包内；无菌包外要注明物品名称、灭菌日期，按失效期先后顺序摆放；无菌包在未污染的情况下，有效期一般为7d，过期或包布受潮应重新灭菌。

④进行无菌操作时，操作者应面向无菌区，身体与无菌区保持一定距离；取用无菌物品时应使用无菌持物钳，手臂应保持在腰部水平以上，不可跨越无菌区；无菌物品一经取出，即使未用，也不可放回无菌容器内；不可面对无菌区讲话、咳嗽、打喷嚏；如用物疑有污染或已被污染不可使用，应予更换或重新灭菌，非无菌物品应远离无菌区。

⑤一套无菌物品仅供一位患者使用，防止交叉感染。

六步洗手法：

第一步：掌心相对，手指合拢，洗净掌心与指腹。

第二步：掌心相对，手指交叉，洗净指缝与指蹼。

第三步：指尖并拢，掌心处搓揉，换手进行重复动作。

第四步：手心对手背，手指交叉搓，换手进行重复动作。

第五步：握住大拇指旋转搓揉，换手进行重复动作。

第六步：双手指相扣，洗净指背。

第六节　常见小儿手术麻醉与配合

一、麻醉的分类

全身麻醉：简称全麻，是指麻醉药进入体内产生中枢神经系统抑制，进入意识消失的一种状态。理想全麻是在不严重干扰机体生理功能的情况下，达到意识消失，镇痛完善，肌肉松弛，神经反射迟钝的状态，这种抑制是可逆的或可控的，手术完毕患者逐渐清醒，不留任何后遗症。全麻可分为吸入全身麻醉、静脉全身麻醉、复合全身麻醉、基础全身麻醉。

局部麻醉：也称部位麻醉，是指应用药物暂时阻断身体某一区域的感觉神经传导，患者神志清醒，运动神经保持完好或同时有程度不等的被阻滞状态，这种阻滞应完全可逆，不产生组织损害。（常用的局部麻醉有表面麻醉、局部浸润麻醉、区域阻滞麻醉、静脉局部麻醉、椎管内麻醉等）

麻醉前的准备：麻醉前的准备主要是为了了解麻醉方法，安抚患者，消除或减轻患者对麻醉与手术产生的恐惧和紧张心理，以减少麻醉并发症，利于麻醉的诱导与维持，减少麻醉意外的发生。其中包括：

术前探视：按照围手术期护理的要求进行术前探视，介绍麻醉方法、麻醉时的体位、麻醉清醒后的感觉等，让患者及患者家属对准备实施的麻醉方法有一个大概的了解，以取得患者的合作，消除患者家属及患者对麻醉的恐惧感与不安心理。同时告诫患者家属术前禁食禁水的原因，去除义齿，不要带贵重物品进入手术室。在儿童住院围手术期进行术前访视，将麻醉方法、麻醉清醒后的吵闹和配合等介绍给患儿家长，取得患儿家长理解。

麻醉前给药：目的是使患者情绪安定，减少麻醉意外，降低基础代谢，减少呼吸道分泌物。常用药物有两类：①镇静镇痛药：地西泮、苯巴比妥钠、哌替啶、吗啡等。②抗胆碱药：东莨菪碱、阿托品。

二、全麻的护理配合及注意事项

吸入和静脉麻醉都属于全麻，吸入麻醉和静脉麻醉都有一定时间的诱导期。由于诱导期用药剂量大，机体状态的变化及麻醉药对心血管的作用影响剧烈，易出现躁动、喉痉挛等并发症。因此，做好全麻患者的护理很重要。

应让患者了解麻醉方式，给患者及较大患儿心理支持，帮助减轻恐惧感。

（1）去除患者金属饰物，提醒麻醉医生检查患者口腔内有无松动的牙齿、义齿等。

（2）建立静脉通道，连接输液用的三通接头，以有利于静脉给药。

（3）连接负压吸引装置，准备好急救药和器材。

（4）束缚，固定患者四肢，不宜过紧，以免影响肢体血液循环，甚至造成四肢骨折。

（5）麻醉诱导及插管时，在床旁看护，密切注视插管情况，随时准备抢救，直至套管固定，接上呼吸机。

（6）麻醉诱导或苏醒时，关闭手术间门，停止不必要的交谈，保持室内安静。

（7）全麻过程中，注意保障患者权益和舒适，避免难受或受伤。

麻醉护士可协助麻醉医生备齐物品，如气管导管、喉镜、牙垫、插管钳、润滑剂、喷雾器等，剪好固定胶布。若全麻插管仅有一名麻醉医生时，麻醉护士或手术巡回护士应协助麻醉医生静脉给药，固定气管导管及牙垫。

三、椎管内麻醉的护理配合

蛛网膜下腔神经阻滞、硬脊膜外腔神经阻滞都属于椎管内麻醉。其护理及配合：协助摆放麻醉体位，并在床旁照看，防止坠床。穿刺时应观察患者的面色、表情、呼吸及脉搏等变化，发现异常，及时告知麻醉医生。穿刺完毕，协助患者恢复仰卧。用束缚带固定患者四肢，防止坠床。药物注入蛛网膜下腔，可引起全脊髓麻醉；穿刺误入血管内可引起局麻药毒性反应，出现并发症，因此，应树立麻醉前先建立静脉通道后穿刺的概念，以保证意外情况下液体能及时输入，保证抢救用药通路，能快速配合麻醉医生，保持呼吸道通畅，维持血压的变化等。

四、常用局部麻醉药

常用局麻药有普鲁卡因、丁卡因、布比卡因、利多卡因、罗哌卡因、左旋布比卡因等。

局麻药的不良反应：①中毒反应：轻者出现精神紧张，面部肌肉抽搐，多语不安，判断力一时减退，心悸脉快，呼吸急促，血压升高，重者出现谵妄，肌肉抽动，皮肤发绀，血压稍下降，脉率减慢，周围循环迟滞，出冷汗，昏睡及深度昏迷，处理不及时呼吸抑制或停止，循环衰竭及心跳停。②过敏反应：罕见。酯类局

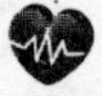

麻药（普鲁卡因、丁卡因）的发生机会相对较多，因此术前需进行皮内敏感试验。典型的过敏反应是使用很少量的局麻药后出现荨麻疹、咽喉水肿、支气管痉挛、低血压以及血管神经性水肿，可危及病人生命。

第七节　手术体位

一、体位摆放原则

（1）满足病人的需要，保证病人安全舒适：骨隆突出处衬软垫，以防压伤；在摩擦较大的部位，衬以海绵垫、油纱或防压疮垫，以减小剪切力。

（2）充分暴露手术野：保持手术体位固定，防止术中移位影响手术，便于手术医师操作，从而减少损伤和缩短手术时间。

（3）不影响病人呼吸：摆放体位时，应避免颈、胸受压。俯卧位时应在胸腹部下放置枕垫，枕垫间需留一定空间，使呼吸运动不受限，确保呼吸通畅。

（4）不影响病人血液循环：病人处于侧卧或俯卧时，可导致回心血量下降；因此，安置手术体位时应保持静脉血液回流良好，避免外周血液回流受阻，肢体固定时要加衬垫，不可过紧。

（5）不压迫病人外周神经：上肢外展不得超过90°，以免损伤臂丛神经；截石位时保护下肢腓总神经，防止受压；俯卧位时小腿垫高，使足尖自然下垂。

（6）不过度牵拉病人肌肉骨骼：保持病人功能位，如麻醉后病人肌肉缺乏反射性保护，长时间颈伸仰卧位或颈部过度后仰，可能会导致颈部疼痛；不可过分牵引四肢，以防脱位或骨折。

（7）防止发生体位并发症：在体位设置时，告知麻醉医师及手术者做好相应准备；搬动病人时应动作轻柔，用力协调，防止体位性低血压或血压骤然升高以及颈椎脱位等严重意外的发生。

二、常用手术体位固定用具

（1）软垫：包括棉垫和棉卷。由棉花做成，质地柔软，便于使用和清洗。棉垫多用于保护骨隆突起处和肌肉薄弱处；棉卷多用于俯卧位及侧卧位的固定，能有效暴露手术野，是最常用的体位垫。

（2）固定带：质地柔软，使用方便，便于清洗。可用棉布、尼龙搭扣制作。小儿固定带多用棉布制作。

（3）沙袋：可根据需要用沙或干燥剂颗粒制成，质地较软垫稍硬，支撑病人部分身体的重量，能有效、持久地支持手术体位，便于充分暴露手术野。沙袋内填充物也可是糠壳、硅胶颗粒等。

（4）啫喱垫：啫喱垫是一种独特配方的硅胶，具有良好的柔韧性、抗压性和生物学特征，其质地类似病人的皮肤和组织，能有效预防压疮。使用时，可使病人的体重均匀地分配到硅胶上，而不会使其压至极限状态。啫喱垫能通过 X 线透视，无导电性、不易燃烧。外表面光滑，易于清洗和保养，可以使用碘伏、75%乙醇、异丙醇等消毒液消毒，但不能高温、高压消毒。

（5）“人”字体位架：由木板制作而成。

三、手术体位固定的范围、方法和特点

手术体位是指术中患者的位式，由患者的卧姿、体位垫的使用、手术床的操纵 3 部分组成。正确的手术体位，可获得良好的术野显露，防止神经、肢体等意外损伤的发生，缩短手术时间。

（一）仰卧位

仰卧位是最常见的手术体位，适用于头部手术、颈部手术、胸部手术、腹部手术、四肢手术、食管中段癌手术等手术体位的安置。安置时压腿带固定于病人膝关节上 3～5cm，上肢外展不得超过 90°。上肢不需外展者将其固定于体侧，并安装护手板以利于保护上肢及各种管道。

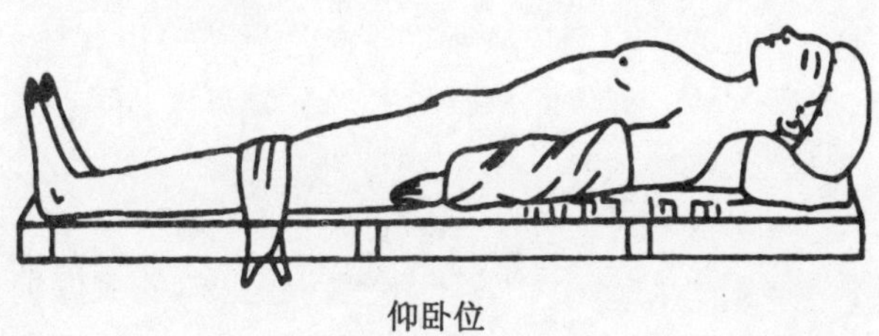

仰卧位

1. 头部手术

（1）颅脑手术：病人向上移，在方凳上放一中号软垫用以放置头部，待麻醉后移去方凳，安装脑外科头架，用消毒头钉或头托固定头部，托盘放于头端，头部侧偏（侧偏程度视手术部位而定）。必要时需在一侧肩下垫一薄软垫。

（2）眼科手术：枕部垫一海绵头圈。婴幼儿需在肩部下垫一个宽 10cm 左右软垫，使其头颈后仰，以保持呼吸道通畅。

（3）乳突手术：枕部垫一海绵头圈，头部转向一侧，患耳向上，肩胛下垫一小软垫。

2. 颈部手术

（1）必要使用清洁治疗巾包裹头部或戴手术帽，并放置肩垫。常见于颈伸仰卧位。

（2）颈下可垫一长形颈枕，以抬高颈部，使头后仰，充分暴露颈部，以保持

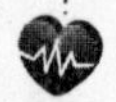

体位舒适。

(3) 枕部垫一头圈或啫喱头圈，根据病人脖颈长短在肩下垫软垫使颈根部抬高，或将进口床的背板抬高，头板降低，使颈伸直，头后仰。

(4) 头颈两侧各置一小沙袋，以固定头颈与正中位。

(5) 手术托盘至于头端，位于下颌上方约5cm，腿部再放一托盘，手术床应保持头高脚低位（15°~20°）。

3. 胸部手术

(1) 纵劈胸骨行纵膈或心脏手术：背部纵向垫一小软垫，两侧腰部分别垫一小沙袋，以稳妥固定体位，双手臂置于身旁或外展置于支手架上。

(2) 前外侧切口行二尖瓣交界扩张术或心包手术：左背部垫一小软垫，左侧肘屈、手臂上举，用腕带固定于头架上，右手置于身旁或外展于支手架上。

(3) 乳房手术：患侧肩下垫一中长软垫，患侧床旁置一手部手术台或方凳，凳上放一大软垫，上臂外展伸直置于软垫上（外展不得超过90°），健侧上肢放于体侧。

4. 腹部手术

(1) 一般腹部手术：平卧，手臂自然置于体侧并安装护手板，或按需要外展固定于置手架上，双膝下垫一小软垫。

(2) 肝癌手术、分流术：可与右背部肋下相应区垫一小软垫，使患侧抬高15°左右，缝合腹膜前取出软垫。脾切除术、脾肾静脉分流术，可与左背部肋下相应区域垫一沙袋。

5. 四肢手术

(1) 上肢手术：平卧，健侧上肢置于体侧，并用护手板保护，压腿带固定下肢；患肢外展置于手外科手术台上，外展不得超过90°，以免拉伤臂丛神经。

(2) 下肢牵引复位手术：该手术应建立静脉通道于健侧上肢。①体位备物：进口手术床、牵引床架、进口头架、腕带、支手板、厚棉袜一只。②步骤：病人平卧于手术床上，患侧脚穿厚棉袜，待麻醉后卸下腿架，安装好牵引床架，病人下移，用清洁的棉垫垫在会阴部挡架上，防止会阴部压伤，并妥善固定好尿管，将患侧脚固定于牵引床鞋套内；健侧手外展，患侧手内曲固定于头架腕带上。

6. 食管中段癌手术及左颈右胸、腹正中切口（俗称麻花位）

在病人头端加放一托盘，静脉通道建立在右上肢，右上肢安放支手板并抬高30°~45°，左上肢固定于体侧，加护手板固定保护，头部垫一头圈，头右偏，右背部垫一大沙袋或软垫并抬高30°。

（二）俯卧位

俯卧位适用于腰背部、脊柱手术。

(1) 胸部垫大软垫，尽量靠上，髂嵴两侧各垫一个方垫，使胸腹部悬空，以免影响呼吸。

（2）头转向一侧或用俯卧专用头枕、头架。

（3）两小腿下垫软垫使膝关节微曲，下肢用压腿带固定。

（4）双手自然屈曲放于头两侧，颈部手术俯卧位时可用护手板固定双手于身体两侧。

（5）男性病人注意悬空会阴部，避免压迫阴囊。

（6）非头颈部手术可将头部垫高，并垫一头圈，使头部自然偏向一侧。

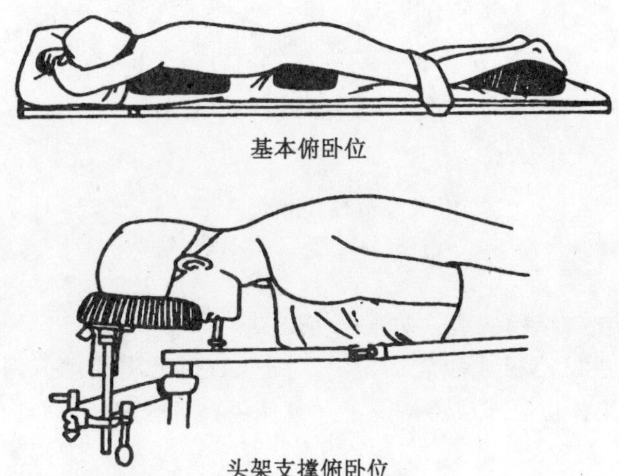

基本俯卧位

头架支撑俯卧位

（三）膀胱截石位

膀胱截石位适用于直肠、肛门、会阴部的手术。

（1）病人仰卧，两腿分开呈90°，穿上腿套，臀部尽量移于手术台腿板下折床缘处，臀部下垫一中号软垫，以抬高臀部，利于手术部位的显露。

（2）腿放置于托腿架上，膝关节弯曲90°，约束固定，防止压、拉伤腓总神经；两腿外展呈夹角90°，防止过度外展拉伤内收肌。

（3）安置搁物挡板，便于会阴部手术物品的放置。

（4）将手术床调至头低脚高位约15°。

（5）托盘放于右小腿上方。

（四）侧卧位

1. 胸部手术

（1）在健侧上肢建立静脉通道。

（2）安装置手架，头部垫一头圈，注意保护耳、眼，根据手术需要安置病人左侧或右侧卧位。

（3）下侧手臂前伸固定于置手架上，腋窝下垫一软垫，以防止手臂、腋神经，

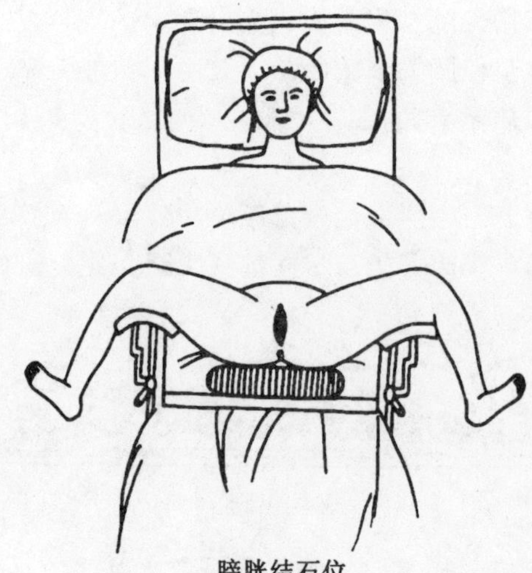

膀胱结石位

血管受压。

（4）在腰部垫一窄薄软垫，防止压伤皮肤。

（5）两侧用进口挡板或沙袋固定，下腿伸直，上腿屈膝，两膝间垫一软垫，宽约束带固定。用体位胶布或髂嵴固定（或使用挡板固定）。

2. 肾脏手术

（1）在健侧上肢建立静脉通道。

（2）麻醉前调整好肾桥位置，安置好置手架，头部垫一头圈。

（3）按需要使病人右侧或左侧卧位，腰部对准肾桥，两侧用进口挡板或沙袋固定，升高肾桥（以腰部皮肤略为绷紧为准）。

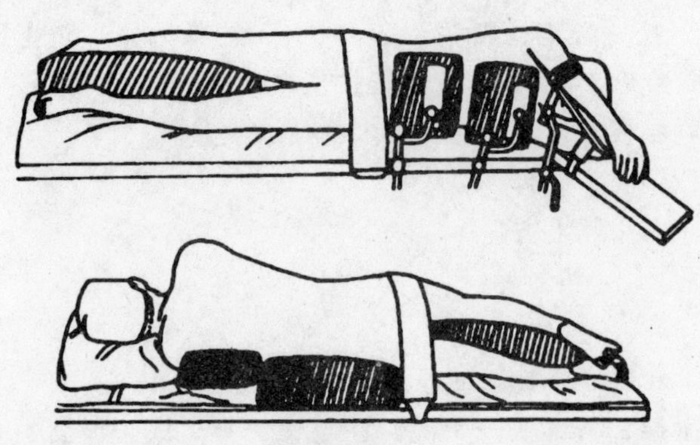

侧俯卧位

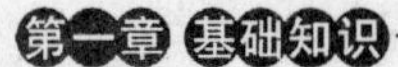

（4）手臂固定于支手架上，下腿屈膝，上腿伸直，两膝间垫一大软垫，压腿带固定。

（五）坐位

坐位适用于鼻腔、口腔手术。

（1）麻醉前，病人抬高下肢，用绷带或弹力绷带缠好双下肢，以增加回心血量。

（2）待麻醉后，将手术床背板向上摇起呈80°，使病人坐于手术床上，将头前倾，枕颈部伸直，前额颞部用头架固定。

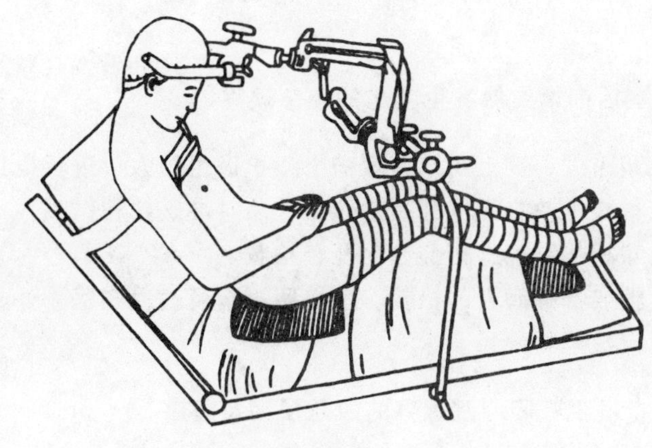

全麻坐位

（3）双下肢膝关节处垫一大软垫，防止病人下滑及维持功能位。

（4）双手固定于身体两侧的手臂固定架上。

（5）需要时后背和前胸用大软垫保护、固定带固定，托盘置于额前。

（六）小儿手术体位

1. 婴幼儿仰卧位

患儿平躺在手术床上，双腿稍分开；腕关节、踝关节用棉垫包裹，用约束带分别将四肢固定于床缘。若行心脏手术，背部应垫一小软枕抬高胸部。若行气管镜、喉镜、食管镜检查，可用中单将患儿身体及双上肢包裹；用约束带固定于床缘。

2. 小儿俯卧位

麻醉后将患儿翻身置于手术床上，将额面部置于头托上，协助调整好麻醉插管位置，胸部置一个长软垫（可用折叠的包布代替），在身体两侧各放一个从胸部到髂嵴长的软垫，使胸腹充分悬空，双膝盖各垫小头圈，足背部垫一软垫，保持体位的舒适，足趾不受压。臀部上约束带，固定身体。四头带固定双手。男婴手术，检查会阴部，防止外生殖器受压。

3. 注意事项

（1）根据婴幼儿身材大小，选择合适的体位垫尺寸，并提前将用物备好。

（2）体位垫应柔软、平滑、富于弹性，避免对皮肤刺激和压伤，尤其是肩胛、骶尾部。

（3）调整患儿体位时，注意保护各管道及麻醉插管通畅，避免脱出、扭曲或受压。

（4）俯卧位时，保证患儿腹部悬空，避免影响呼吸。

第八节　应急预案

一、入手术室后病情突然发生变化的应急预案

（1）立即通知医生、护士长或值班护士，积极组织人员进行抢救。

（2）立即准备好抢救物品及药品、仪器，及时准确执行医嘱。

（3）酌情通知相关科室进行会诊，配合抢救。

（4）重大抢救或特殊病人的抢救，应按照规定及时通知医务处或院总值班室。

（5）做好病情及抢救记录。

二、手术患者发生呼吸心跳骤停的应急预案及程序

（1）患者进入手术室，在手术开始前发生呼吸心跳骤停时，应立即开放气道、行胸外心脏按压、气管插管，快速建立两条以上静脉通道，根据医嘱应用抢救药物。同时呼叫其他医务人员帮助抢救。

（2）积极准备好抢救用的药物和器械、仪器。包括气管切开包、开胸包、静脉切开包、中心静脉导管、除颤仪、吸引器。保证良好的照明。

（3）参加抢救人员应互相密切配合，有条不紊，严格查对，及时做好记录，并保留各种药物 Ample 及药瓶，做到据实准确地记录抢救过程。

（4）严格遵守三查七对和无菌技术操作规程，坚守岗位，密切配合手术医生、麻醉医生，尽快采取抢救措施。

（5）密切观察体温、脉搏、血压、出血量、尿量和输入量的变化，注意调高室温（22～26℃），必要时用电热毯，遵医嘱为病人放置冰帽。

（6）急救物品做到“四固定”，班班清点，完好率达 100%，保证应急使用。

三、气管异物的应急预案和程序

气管异物是耳鼻喉科急症之一，以 1～3 岁婴幼儿居多，异物吸入气管及支气管内可出现呼吸窘迫危及生命。

(1) 手术室应做好术前准备工作，备好气管套管、异物钳、吸引器、气管切开包、支气管镜及相应光源及显示设备。

(2) 密切观察患儿的神志、面色、生命体征及周围循环的变化，注意保持气道的通畅，紧急情况下协助医生行气管插管或气管切开术。

(3) 及时建立静脉通路，遵医嘱给予抢救药物，口头医嘱必须重复一次方可执行。

四、休克的应急预案和程序

休克是人体对有效循环血量减少的反应，是组织血流灌流不足所引起的代谢障碍和组织细胞受损的病理过程。休克可分为低血容量性休克、感染性休克、心源性休克、神经源性休克四类。外科性休克主要是前两种。

及时发现休克的早期症状，以便早期干预，纠正休克。迅速备好必需的急救器材。

(1) 合适的体位及给氧，一般宜平卧位，有时用腿和躯干抬高30°体位给予鼻导管或面罩给氧，流量2~4L/min。

(2) 确保血容量的顺利补充，输液针头宜选用大号，必要时可几条静脉通路同时开放，输液必须先快后慢，以防止急性心力衰竭的发生。

(3) 在应用血管活性药物时必须注意单位时间内用药的剂量并做好记录，以便随时调整。在应用某些药物时（如去甲肾上腺素）药液不能外渗，以免引起组织坏死。

(4) 大量输注库血时，每输完1000ml后须静脉注射10%氯化钙以中和枸橼酸。

(5) 密切观察生命体征的变化，认真记录出入量及观察尿量，注意心力衰竭、肾功能衰竭、脑水肿等并发症的出现。

(6) 若休克患者出现血尿、皮肤黏膜出血、注射部位大片瘀斑可能为并发DIC，应及时给予处理。

(7) 调整室温在22~26℃，注意患者的保暖，降低患者的新陈代谢。

五、恶性高热的应急预案和程序

恶性高热是一种较为罕见的常染色体显性遗传疾病，是由挥发性吸入麻醉药（如安氟醚、异氟醚等）和去极化肌松药（琥珀酰胆碱）触发的骨骼肌代谢异常亢进临床综合征。

(1) 术中加强监测，发现病情变化，积极处理的同时，即刻报告科室领导，迅速成立救治小组，保证充足人力及各种急救器材及时供应，使急救措施有效实施。

(2) 停用所有促发恶性高热的药物。用纯氧过度通气。

(3) 恶性高热患者发病时，一旦体温开始上升，病情 30 ~ 60min 内可迅速恶化。术中严密观察生命体征，及时发现变化，早期诊断果断处理，以提高救治成功率。因此实施多种快速有效的降温手段在救治过程中尤为重要。

(4) 在双上肢建立静脉通道，保证抢救药物的输注，协助桡动脉穿刺置管，监测直接动脉压，锁骨下静脉穿刺置管监测中心静脉血压。

(5) 控制人员流动，将手术间的温度调至 18 ~ 20℃，暂时关闭无影灯以降低热辐射，患者身下铺置冰毯，温度设为 32℃，头部给予冰帽。

(6) 双下肢大隐静脉穿刺 14 号套管针，快速大量输注 0 ~ 4℃ 冰盐水，为更有效地控制体温进一步升高，同时纠正高血钾，经右股静脉穿刺，置管实施血液透析。

六、颅内高压的应急预案

引起颅内高压增高的因素可分为两大类。一类是与颅内正常内容物有关的因素如脑体积增大（脑水肿）、脑脊液增多（脑积水）和脑血流量增加（动脉血二氧化碳分压 paco2 增高或动脉血氧分压 pao2 降低等）。另一类是颅内发生了病变占据颅内空间或使颅腔容积缩小。

(1) 立即采用头高脚低位，防止脑疝的形成。

(2) 建立两条静脉通路，给予面罩吸氧，流量 2 ~ 4L/min。

(3) 应密切观察病人的意识、瞳孔、血压、呼吸、脉搏、体温及尿量的变化，有条件时可做颅内压监护。

(4) 选用利尿剂如 20% 的甘露醇 250ml 静脉滴注，15 ~ 20min 滴完，速尿 20 ~ 40mg/v。激素（地米）能消除脑水肿，有助于缓解颅内压增高，必要时加压输血输液。

(5) 立即做好术前准备。备好脑外器械、电钻、头皮夹、骨蜡等。

七、发生差错事故的应急预案

(1) 一旦发生差错事故，应立即通知护士长。

(2) 酌情采取补救措施，尽可能减少损害，保留相关的物品或药品，以便化验检查。

(3) 情况紧急时，积极组织有关人员进行抢救。

(4) 24 小时内当事人写出事情经过、发生原因。

(5) 护士长组织相关人员，详细了解事情经过及发生原因，写出处理意见及整改措施，上呈护理部。

八、坠床摔倒的应预案

（1）预防坠床：病人进入手术间后立即采取保护措施，并保证至少有一个工作人员在手术间内，不可将病人独自留在手术间。小儿、昏迷病人、麻醉后病人必须采取妥善的固定措施，防止坠床。

（2）发生坠床后的应急措施：

①病人不慎坠床、摔倒，应迅速判断伤势，取合理体位，立即通知医师及护士长。

②医生到场后提供信息，协助进行检查，如病情允许将病人移至手术床上。遵医嘱进行正确处理。

③必要时请相关科室会诊，向上级领导汇报（夜间通知院总值班）。

④客观记录事件发生的原因、经过、病人受伤情况处理措施，告知护士长。护士长详细了解情况，完善配套设施或给予处理，上报护理部。

九、泛水的应急预案

（1）立即关闭手术室水源总闸，泛水区内关闭仪器的电源开关，防止漏电。

（2）寻找泛水原因，能自行解决应立即解决。

（3）如不能自行解决，立即找维修科，或通知医院总值班。

（4）及时清理积水，将设备转移至非积水区，协助维修人员检查设备仪器的情况。

十、火灾的应急预案

（1）手术室常规定点放置泡沫灭火器。每个工作人员应知道消防通道及灭火器的准确位置，会正确使用灭火器。

（2）每班认真检查各处安全，确保手术后电器关闭。

（3）发现火情后，立即呼叫并根据火势使用现有的灭火器材扑救，同时报告保卫科及上级领导，夜间通知总值班。

（4）发现火势难以控制，马上拨打“119”报警，并告知准确地点。

（5）组织人员集中现有灭后器材积极扑救，控制火势，同时切断通向火灾的供电和供气及撤离一切易燃易爆物品。放下防火闸门，隔离火灾区域。

（6）将病人按手术室安全通道的指示箭头疏散到安全地带。

（7）疏散时切勿乘坐电梯。用湿毛巾捂住口鼻，尽可能以最低的姿势或匍匐姿势前进。

十一、手术中突发停电的应急预案及程序

（1）在手术过程中，如果突然遇到意外停电跳闸等紧急情况时，医务人员应采取补救措施，以保证手术的顺利进行。

（2）通知电工班、总务科等相关科室，检查停电原因，针对相应问题进行解决。

（3）如果有蓄电池的立即启用备用蓄电池维持功能，无蓄电池的使用手电筒或应急灯。

（4）停电期间，手术间不得离人并密切观察患者的病情变化，以便随时处理。

（5）将各仪器关闭，以免突然来电时损坏。

（6）来电后，打开手术所用仪器并重新调整参数。

十二、输血的应急预案

（1）立即停止输血，更换输液器具，输入0.9%生理盐水。

（2）报告医生并根据医嘱给药。

（3）若为一般性过敏反应，情况好转者可继续观察并做好记录。

（4）必要时填写输血反应报告卡，上报输血科。

（5）怀疑溶血等严重反应时，保留血袋并抽取患者血样一起送输血科。

（6）患者家属有异议时，立即按有关程序对输血器具进行封存。

十三、输液的应急预案

（1）立即停止输液，保留静脉通路，更换液体和输液器。

（2）报告医生并遵医嘱给药。

（3）情况严重者就地抢救，必要时行心肺复苏。

（4）建立护理记录，记录患者生命体征、病情变化和抢救过程。

（5）及时报告医院感染科、药剂科、护理部。

（6）保留输液器和药液送药剂科，同时取相同批号的液体、输液器和注射器分别送检。

（7）患者家属有异议时，立即按有关程序对输液器具进行封存。

十四、停气的应急预案

（1）突然停气时，消毒人员立即询问锅炉房停气的原因，了解故障情况，汇报护士长。

（2）护士长了解情况后，应立即与总务处联系，了解停气的时间及范围，如系局部故障造成的临时停气，应与总务处协商，故障解除后延长送气时间，保证物

品的有效灭菌。如停气时间过长，应及时与供应室联系，考虑到供应室进行物品的灭菌。

（3）如停气范围为全院性，了解情况后，应及时汇报医务处、护理部、总务处等上级部门，协商解决手术室物品灭菌问题。

十五、停水或突然停水应急预案

（1）接到停水通知后，做好停水准备。

（2）做好应急准备，根据停水时间尽量储备水源，以备使用和饮用。

（3）突然停水时，白天与总务科联系，汇报情况查询原因，夜间通知总值班，汇报停水情况。

（4）做好解释工作，尽量解决因停水带来的不便。

第九节 手术仪器的使用与管理

一、SHINVA 消毒锅的使用流程（国产）

（1）检查水箱水位，水不够时加蒸馏水。

（2）打开电源，顺时针旋转开关至注水，箱底注水至门口凸处时顺时针将注水开并旋至关闭。

（3）放物品并关门，消毒开始，加热指示灯亮。

（4）灭菌时间：裸消时间调至 0.8，即 8min。

（5）当温度升至 132℃时，压力达到 0.2kPa 时，灭菌指示灯亮；灭菌结束时，干燥指示灯亮，灭菌结束时蜂鸣音响。

（6）压力表为零先开门，关电源。

注意：①报警灯亮时，说明有故障，关电源。

②锅门漏水，要清洗门胶圈或通知厂家。

1. Tuttnauer 2540EK 小型压力蒸汽灭菌锅的操作流程

（1）接通灭菌器电源。

（2）打开水箱盖，往水箱内倒入蒸锅水，使水位处于水箱盖标记尺 Max-Min 之间。

（3）打开灭菌器面板的电源开关。

（4）将需要灭菌的物品放入托盘内，按要求放置，关紧门。

（5）选择消毒方式，按开始键，屏幕显示注水 WATE. INLET，听到咔嚓声，屏幕显示压力、温度。

工作程序：加热-灭菌-干燥。

（1）灭菌完后，出现五秒钟的蜂鸣声，随后开始键指示灯熄灭，压力表归零，屏幕显示 FINISH。

（2）打开门，取出灭菌物品，如不再消毒，关上压力蒸汽灭菌器锅开关及电源开关。

2. 注意事项

（1）当灭菌器在运行过程中，不允许往水箱中加水。

（2）灭菌物品托盘不要超载，以免灭菌及干燥不完全。

（3）压力表归零，才能开门。

（4）灭菌器在运行过程中，不允许中断电源及中止灭菌程序。

（5）如消毒失败 Fail 灯亮，根据提示的原因排除障碍，按两次 stop 停止键，关闭电源，按上述操作重新开始。

（6）如果出现特殊情况不会处理，通知厂家。

3. 英文说明

Star—开始　fail—失败　low water—水位低　stop—停止　water inter—注入

Finish—完成　TEMP—温度　STE TIME—灭菌时间　DRYTIME—干燥时间　PRESS—压力

二、STORZ electronic encloflator CO_2 气腹机（Rudolf MEDIZINTECHNIK）

1. 操作程序

（1）连接电源，CO_2 接口。

（2）打开电源开关，CO_2 气腹机自检。自检通过后，面板上显示各种参数：腹腔内压力、注气流量、注入气体总量、实际注气压力。通过这些参数，监测正确的充气过程。

（3）调节各种参数：设定腹腔压力（成人 12～14mmHg，儿童 8～10mmHg），设定注气压力（三级充气 1、14、40L/min）。

（4）气腹针穿刺成功后，连接气腹管，打开进气开关。

（5）手术完毕，关闭进气开关，撤离气腹管，记录 CO_2 用量，关闭电源开关。

2. 注意事项

（1）气腹机自检后检查压力指标，提醒及早更换 CO_2 贮气瓶，避免术中换瓶，影响手术。

（2）开始充气时宜慢，1～2L/min，确认气体进入腹腔且较顺利时则可增加充气速度，但应密切观察病人血氧饱和度。如充气过多，造成腹内压过高，影响呼吸功能应立即停止充气。

（3）充气过程中进气速度降低，说明穿刺针位置不正确，未达腹腔或腹腔内有粘连。

（4）自动充气机都有安全报警装置，超过设定腹内压时则报警，若有报警时应查明原因。

（5）注入 CO_2 总量亦可提醒手术者充气过程正确与否，一般充气 3L 左右基本达到腹内压要求，瘦者较少约 2.5L，肥胖者多数充气 4～5L 方可达到标准，若充气量少而腹内压显示已够，提示穿刺针可能未入腹腔或针孔阻塞，而充气量足够但仍未达到腹内压标准，提示漏气，应检查。

三、WOLF 小儿支气管镜

1. 操作程序

（1）插上总电源插座，开通电源。

（2）正确连接 CCD 摄像头至主机。

（3）选择正确的光纤连接口：（W = WOLF，S = STORZ，O = OLYMPUS，A = ACML），将光纤的一端连接至光源主机，另一端按住卡口，连接小儿支气管镜。

（4）握住目镜部分，按下卡口，接入小儿支气管镜，松开卡口。

（5）依次连通监视器、摄像主机、冷光源主机电源。

（6）将小儿支气管镜对准白色纱布或白纸，按自平衡键调节自平衡。选择摄像主机上的镜子直径为“SMALLSCOPE ON”，若内窥镜直径较大，如腹腔镜等，则将其设置为“SMALL SCOPE OFF”。

（7）选择摄像主机上适当的 ACC 方式。

（8）依据需要连接手术器械，进行手术操作。

2. 注意事项

（1）连接小儿支气管镜时，应握住其目镜部分进行连接等操作，因其镜体较细，任何外力均可导致镜子的损坏。

（2）小儿支气管镜的消毒可采用多种方式，如低温灭菌、浸泡等。一经选择某种消毒方式，必须一直采用该方式。

（3）手术后必须对镜子及相关器械进行彻底清洗，并润滑保养。

（4）导光纤维使用时，不得挤压或大角度折弯，应将其按圆形盘起来放置。

四、关节镜（施乐辉戴安力关节镜）

1. 操作程序

（1）连接电源，连接摄像主机。

（2）连接导光束至光源主机。

（3）将摄像头卡座、导光束与关节镜目镜部分连接。

（4）打开摄像主机、光源主机、监视器电源。

（5）调节疝灯亮度。

(6) 将关节镜对准白纱布（间距1cm），调节白平衡。

(7) 调节焦距。

(8) 进行手术操作。

2. 注意事项

(1) 关节镜为精密医疗设备，使用时注意保护，避免外力冲击。

(2) 连接摄像导线前检查摄像头是否干燥，用后及时将螺旋套帽盖上。

(3) 安装关节镜时，应握住其目镜部分进行操作，不得握住镜体部分，以免损伤关节镜。

(4) 导光束勿成角打折，弯曲直径不得少于20cm，不能挤压。

(5) 疝灯光强，勿直视。导光束前端勿直接触及病人和手术敷料，以免灼伤病人。

(6) 术后对器械进行认真刷洗及保养，做好记录。

五、蛇牌脑电钻

1. 操作程序

(1) 连接电源及脚踏板。

(2) 连接电缆线。

(3) 连接钻头，套好保护套。

(4) 打开机器电源开关。

(5) 按动脚踏板即可使用电钻。用毕关闭电源开关。

(6) 卸下电钻钻头，收好电缆线。

(7) 拔下电源。

2. 注意事项

(1) 连接电缆线时，注意对齐接口上的标记。

(2) 注意无菌操作，安全使用电钻。

(3) 使用时，电缆线勿折，盘成大圈存放。

(4) 术后彻底清洗电钻钻头，润滑保养。

(5) 使用时需不断用无菌盐水冲洗，进行局部降温。

六、电钻

(1) 仪器放置在手术侧，接通电源，脚踏开关置于手术者脚下。

(2) 手术台上选择合适的钻头安装入手柄。

(3) 连接手柄和动力线路。

(4) 打开主机电源开关。

(5) 用脚踏开关控制转速。

七、电动气压止血仪

（1）连接电源

（2）打开电源开关，开机自检。

（3）检查止血带是否漏气。

（4）设置参数，分别设定保险压力、工作压力及工作时间。一般工作压力小于保险压力 5～10kPa，上肢工作压力不超过 350mmHg，下肢不超过 500mmHg。工作时间不超过 1h。

（5）放置并固定止血带，根据病人的情况选择合适的止血带，松紧适中缚于病人手术肢体的适当部位。一般距离手术部位 10～15cm 以上。

（6）连接止血带，将止血带的充气导管与仪器的止血带接口紧密连接。

（7）泵气，手术开始驱血带驱血或抬高患肢后按开始键，止血带自动泵气并稳定于工作压力，时间以倒计时显示，患肢血运被阻断。

（8）自动报警提示，当工作时间剩余 10min、5min、1min 时都会自动报警提示。到达设定的工作时间，气泵自动停止泵气，排气阀自动打开，止血带压力迅速下降，肢体血运恢复。

（9）手术结束时先缓慢放气，关闭主机开关，再拔插头。

八、C 臂

（1）松开脚刹车，将操作机推至手术床。显示器放于面对术者便于观看的位置。

（2）连接操作机和显示器的高压电缆，接通电源。

（3）打开操作机控制面板上的电源开关。

（4）松开 C 形臂上的制动开关，调节 C 形臂使球管和接收器对准拍摄部位，然后锁定制动开关。

（5）在操作机控制面板上选择透视或拍片功能，选择手动程序或自动程序调节能量大小。

（6）工作人员穿戴防护用具、做好防御准备，选择手控开关或脚控开关进行放电拍片。

（7）操作完毕，关闭控制面板上的电源开关，拔下电源插座，整理线路。

（8）将操作机退出术野，分离操作机和显示器的高压电缆。将设备放回原处，锁定所有的制动开关。

九、高频电刀（各种品牌）

（1）连接电源线、负极板线路。

(2) 接通电源，开机自检，根据说明书和手术选择合适的输出功率。

(3) 负极板粘贴于病人肌肉丰富的合适部位。

(4) 连接电刀笔线路，使用手控开关或脚控开关。

(5) 使用完毕，先关主机电源开关，再拔电源插头。

十、微量泵

(1) 根据注射泵的型号规格选择合适的注射器。

(2) 核对药物，按医嘱配药并抽吸入注射器，连接延长管，排尽空气；注射器上用标签标明病人姓名、药物名称、剂量、给药浓度、给药开始时间。

(3) 将注射器放入注射泵泵体夹内，推动滑座至可注射状态。

(4) 固定注射泵，接上电源。

(5) 根据医嘱的给药速度设置注射泵的输入参数（ml/h）。

(6) 行静脉穿刺后连接注射泵延长管。

(7) 按启动键，可见注射指标标志转动。

十一、过氧化氢等离子体（plasma）灭菌器

(1) 灭菌机制：由于过氧化氢等离子体灭菌技术尚处在研究阶段，因而对其杀菌机制的研究还没有公认的理论。部分学者认为过氧化氢等离子体的杀菌作用是综合因素所致，主要包括温度、紫外光、高能粒子和活性自由基等。其中最主要的可能是活性自由基的作用，即等离子团中的过氧化氢基、羟基等活性物质，易与细菌体内的蛋白质和核酸结合，破坏其新陈代谢，从而起到消毒灭菌作用。

(2) 优点：①该系统灭菌速度快，只需55min左右，不需要解毒时间；②可通过气体循环系统将杀死的微生物及残留物带走，不残留毒性物质；③最终分解为水和氧气，对环境和医务人员安全；④安装使用方便，不需要专门的房间，不需要通风、排水等附加设备。

(3) 缺点：①过氧化氢等离子体属于氧化性灭菌剂，对物品损伤相对较大；造成医用腔镜的镜头钝化；②穿透性弱：吸收性材料，如纤维素、纸、布等，均能阻止其穿透；③不能用于布、液体、亚麻及铜合金等物品的灭菌；④对复杂物品及细长管状物品灭菌的有效性尚不能肯定；有研究表明，等离子灭菌合格率仅有26.7%；⑤价格相对较高。

十二、超声刀

(1) 检查电源线和接头，正确连接各部件。

(2) 接通主机电源，开机自检。

(3) 选择输出功率，通常选Lever3，切割和凝血比例适中。

（4）连接手术刀头的程度为：套上转换帽（A）→上刀头（B）→用扳手拧紧（C）→打开开关→选择手术所需能级、档次（3 档），简称 A-B-C 步骤。

（5）连接操作手柄和主机，使用。

十三、眼科显微镜

（1）松开底座刹车，移动显微镜至手术床旁的合适位置，并固定底座刹车。

（2）将制动手轮放松，根据手术部位安放显微镜，使显微镜位于可调节范围的中间位置，正对手术野的中心，重新旋紧制动手轮。

（3）插上电源插座，摆放脚控开关，开启显微镜电源开关。

（4）光源的调节应从最小的亮度开始调节至合适。

（5）根据术者的瞳距和眼睛的屈光度进行目镜的调节，再调节物镜焦距，达最大清晰度。

（6）术中调节时应无菌操作，使用一次性无菌显微镜透明塑料薄膜袋，套住显微镜的镜头及前臂，剪去镜头下的薄膜，方便术者观看。或将各调节手轮用无菌手套套上后再进行调节。禁止包裹显微镜的光源，避免温度过高。

（7）可根据需要摄取目镜中所见的影像。

（8）使用完毕应将亮度调至最小时再关闭电源开关，以延长灯泡的使用寿命。

十四、双极电凝

双极电凝止血可靠，可电灼 1.0mm 以下的小血管或其分支，而不至于损伤周围组织；能用于分离组织、塑形动脉瘤颈而不影响载瘤动脉。因此已广泛用于神经外科、脊椎骨外科、整形、颌面及耳、鼻等手术的使用。有功能单一的机体，也有与高频电刀结合使用的结合型机体，一般由主机、脚踏控制板、输出电线和镊子组成。使用注意事项：

（1）双极电凝对组织的损伤范围大小取决于两个因素：单位组织通过的电流密度和电凝镊与组织直接接触的表面积。因此，为了达到既能有效地破坏某一结构，又能最大限度地避免对其他组织不必要的损害，根据组织部位和组织性质应选用 0.3～1.0mm 宽的镊尖，电凝输出不超过 4（负载 100 欧时，小于 22W）。

（2）手术野不断用生理盐水冲洗，以保持术野洁净，并避免温度过高影响周围组织重要结构，同时可减轻组织焦痂与电凝镊子的粘附。

（3）每次电凝时间约 0.5s，重复多次，至电凝标准，间断电凝比连续电凝更能有效地防止镊子与组织粘连，以避免损伤。

（4）粘附于电凝镊子上的组织焦痂应用湿纱布或专用于擦电凝镊子的无损伤百洁布擦除，不可用锐器刮除，否则会损伤镊子表面的特殊结构而使镊尖更易粘附焦痂组织。

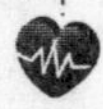

(5) 在使用双极电凝时，镊子的两尖端应保持一定的距离，不可使两尖端相互接触而形成电流短路，失去电凝作用。

(6) 在重要组织结构（如脑干、下丘脑等）附近电凝时，电凝输出功率要尽量小。

(7) 脚踏控制板在使用前应套上防水的塑料套，以防止术中的血液及冲洗液弄湿脚踏控制板而难以清洁及引致电路故障；使用完毕，要将脚踏控制板擦洗干净，与主机放在一起。

(8) 输出电线在清洁时要避免被刀片等锐利器具损坏电线的绝缘胶，以免在使用中造成线路短路。

(9) 镊子尖端较精细，在使用、清洁、放置时要注意保护前端，勿与其他重要物品堆放在一起。镊子除尖端部分外一般涂有绝缘保护层，清洁时切勿用硬物刮除，否则在使用中易造成周围组织的损伤。

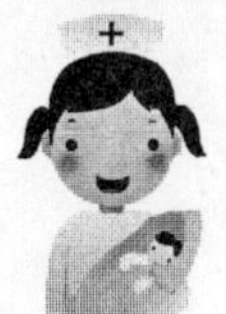

第二章 管理篇

第一节 手术室的工作制度

一、安全管理制度

(1) 护理人员工作时，要认真执行相应的护理查对制度及操作规程，确保病人安全。

(2) 严格遵守物品清点制度，防止物品遗落病人体内。

(3) 严格执行消毒隔离制度，落实各项消毒措施，以防发生院内感染。

(4) 使用电刀及电凝器等要严格遵守操作规程及使用注意事项，防止烫伤、烧伤病人。

(5) 接送手术病人，应扶起担架下保护挡架，防止病人碰伤或坠车。

(6) 手术前注意保护病人，昏迷、烦躁、老人及小儿麻醉前有专人守护，防止坠床。

(7) 抢救车物品做到定量、定位、定人管理，护士长每月检查一次并记录，以保证各种抢救物品处在功能位。加强毒、麻、限、剧药品管理，应按有关法规严格执行“五专”“三专”等。并执行交接班制度，做到账物相符。

(8) 手术室内各种大型仪器、设备专人保管，培训后使用。使用时严格遵守操作规程，防止因使用不当对病人造成伤害或仪器损坏。设备维修员每日对各种仪器进行巡检，发现问题及时处理。

(9) 氧气、氮气桶应放在桶架上，做到“四防”。手术间内不准存放氧气。设备维修员每日对各种气体进行巡检，发现问题及时处理。

(10) 护士长每月进行一次检查，监督各项安全措施的落实，发现问题及时处理。

(11) 操作压力容器的工作人员必须持证上岗，严格遵守操作规程，保证安全。

(12) 注意用电安全，各种电器设备使用后及时断电。

(13) 科内计算机应加强管理，非医疗行为不得使用。

(14) 没有取得职业资格证的新毕业护理人员，必须在护士指导下进行工作，不得单独值班。

(15) 节假日单独值班时，应及时关好大门，保证安全。

(16) 发现形迹可疑人员，应通知保卫科，及时处理。

(17) 使用酒精灯时人员不得离开，以防失火。

二、手术室工作制度

(1) 手术室工作人员必须严格执行无菌原则，保持室内肃静和整洁。进手术室必须穿戴手术室的鞋、帽、隔离衣及口罩。

(2) 手术室见习、参观，二人以内需经科室负责人和手术室护士长同意；三人以上需要报医务处经业务院长批准。参观或见习手术者应接受院方医务人员指导，不得任意游走及出入。各科应将实习进修人员名单提前交至手术室以便管理。

(3) 手术室的药品、器材、敷料均应有专人管理，放在固定位置。定期检查各项急诊手术的全套设备，以保证手术正常进行。手术室器械一般不得外借，如外借时，需经手术室护士长同意。麻醉药与剧毒药应有明显标志，加锁保管，根据医嘱并经过仔细查对后方可使用。

(4) 无菌手术与有菌手术应分室进行，如无条件时，先做无菌手术，后做有菌手术。手术前后手术室护士应详细清点手术器械、敷料等数目，并及时清理被血液污染的器械和敷料。

(5) 手术室对实施手术的病人应作详细登记，按月统计上报。

(6) 手术室应每周彻底清扫消毒一次，每月作细菌培养一次。

(7) 负责保存手术采集的标本并指导相关人员送检。

(8) 手术通知单须于术前一日上午 11 时前交手术室以便准备，手术通知须有负责医师签名。

(9) 接手术病人时要带病历并核对病人姓名、性别、年龄、床位、手术名称和部位，防止差错。

(10) 做好术前宣教、术后随访。

（11）手术室消毒隔离按照院感要求执行（见消毒隔离制度）。

三、手术管理制度

1. 术前管理

（1）术前一天，手术医师应填好手术通知单，于上午11：30之前送手术室，麻醉医师接通知单后术前必须看病人，做好记录。

（2）手术当日，主治医师必须提前查房，检查病人有无病情变化，如有变化应及时报告上级医师或科主任。

（3）凡需手术治疗的患者应严格掌握手术指征，术前应进行各项常规检查和专科要求的必要检查。

（4）重大、疑难、危重、抢救病员必须术前讨论并请麻醉医师参加，如遇急诊抢救病员来不及讨论时应及时请示上级医师和专科主任，并通知手术室、麻醉科作必需的术前准备后即行手术。

（5）各种急诊、平诊、抢救手术，应向患者家属讲明手术目的、效果、必要性、危险性及可能出现的意外情况，家属同意手术并签全名方可手术，重大、疑难手术可找家长单位领导或法人代表签全名同意手术，无家属、无单位者由手术医师向科主任报告病情并报医务处备案。

（6）执行分级手术管理原则，各种中等以上的平诊手术和各种探查手术应完成术前讨论小结，包括术前诊断、诊断依据、手术指征，如系探查手术应注明探查目的，拟行手术的名称，术中注意事项和可能出现的困难、意外情况、并发症以及预防措施等，且应有主治医师以上人员签全名。

（7）如术前准备不完善者，手术室有权停其手术。

2. 术中管理

（1）各级手术医师应根据各级人员手术范围规定的项目承担手术，不得超范围手术，违者出现的医疗差错事故应由本人承担责任。

（2）术中如遇到困难应及时请示上级医师，不得擅自手术，以免造成异常医疗效果。

（3）教学手术应有操作常规、程序要求和操作方法，由带教医师在搞好安全医疗的同时示教，手术的关键步骤应严格把关，以保证手术的成功。

（4）各手术科室应具有书面的手术操作常规步骤、手术方式和程序。

3. 术后管理

（1）手术完毕待患者苏醒后由麻醉医师、护士护送患者回病房，并向病房交班，手术记录应于术后24h内由术者或第一助手完成，并有上级医师签全名，手术过程应按要求详细填写，字迹清晰。

（2）术后3天内每天应有查房记录，主治医师至少应查房一次，如遇到紧急

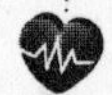

情况应采取应急措施，同时报告手术者或上级医师，并根据上级医师意见及时处理。

（3）术后3～5日应更换伤口敷料，如遇伤口感染必须请手术者或上级医师查房，及时作出处理，并做好详细、准确的记录。

（4）麻醉医师应于术后两天内到病房探视病员有无麻醉并发症，记录后签全名，急诊手术病员应于术后24h内完成随访，如出现麻醉并发症应由麻醉医师与手术医师联系后共同处理。

（5）术后的各种治疗、换药、拆线均应有病程记录，密切观察病情变化，除住院医师坚持早晚查房外，3天内必须有主治医师查房记录，一周内应有副主任医师以上查房记录。

四、手术室参观制度

（1）保持手术室的安静、清洁、安全、严格执行消毒隔离制度，减少污染机会。

（2）非手术室工作人员未经许可不得进入手术室。

（3）临床教学手术示教，由负责教学的教师提前一天与手术室护士长联系，以便安排适当的手术室（或看台），并将进入手术室的同学人数写在有关手术通知单上。

（4）参观者应严格遵守无菌操作和手术室工作制度，服从巡回护士的管理，需要换手术室专用的帽子、口罩、拖鞋和衣、裤等。到指定的手术间参观，不得随意出入其他手术间。

（5）参观手术者一律站在踏脚方凳上，用后归还原处，不准用其他物具代替，参观者所站位置不得妨碍手术医师的无菌操作。

（6）进修医师经上级医师同意，可以参观当天本专业范围内的手术。每台手术参观总人数不得超过4人。超过规定人数手术室有权拒绝，并进行现场管理。保持室内清洁，安静，不准吸烟。

（7）院内非手术科室人员因工作需要参观手术时经该手术科室主任和手术室护士长同意即可参观。

（8）院外联系参观手术或参观手术设施者应提前一天持公函到医务处联系，经医务处与手术室护士长研究同意后安排参观时间和人数，参观时应有专人陪同方准入内，未经医务处许可任何人不得私自带院外人员进入手术室。

（9）晚夜班谢绝参观，每台进修生2人，实习生1人。

（10）病员家属和本院职工家属一律不准进入手术室。

（11）手术时间一律不会客。

（12）患急性上呼吸道感染者，面部、颈部、手足有明显感染者一律谢绝入内。

(13) 凡违反规定不听劝告者可令其退出手术室。

五、手术室消毒隔离制度

(1) 所有人严格遵守手术室操作流程。凡工作人员及参观学习人员入室必须更换衣、裤、帽、口罩、鞋，接送病人更换外出衣、鞋。

(2) 无菌物品与非无菌物品分别放置，并有明显标志、灭菌日期、责任者签名；每日检查无菌物品的有效期，无菌敷料开启后24h需更换或重新灭菌。

(3) 每一手术间置一手术台，无菌手术与有菌手术分室进行。

(4) 严格区分非限制区、半限制区、限制区。

(5) 层流手术区内空气手术中处于层流状态每天早上7：00视班护士打开层流，手术完毕关闭层流。非层流手术间空气每日用三氧消毒机消毒2h，并有记录。空气菌落计数监测每月一次。

(6) 手术器械进行压力蒸汽灭菌，不能压力蒸汽灭菌的器械及用物采用环氧乙烷灭菌。灭菌包内放化学指示卡，包外用指示胶带封口，灭菌包体积不超过30cm×30cm×50cm，金属包重量不超过7kg，敷料包重量不超过5kg，并注明灭菌日期，包装干净无破损。压力灭菌锅有工艺监测，每包有化学监测，每月有生物监测。

(7) 使用的消毒液浓度符合规定标准。接送病人的平车应用交换车（如无交换车在入口处放置消毒地毯），平车上铺防水防渗单，一人一换。拖把有标记，悬挂晾干。

(8) 麻醉导管及面罩一人一用一更换，刷手刷一人一用一灭菌。

(9) 各种腔镜手术完毕，器械用溶酶浸泡30min后清洗消毒，不能压力蒸汽灭菌的器械采用环氧乙烷灭菌。急需器械用2%戊二醛浸泡10h，用无菌水冲洗干净并无菌擦干后使用。

(10) 垃圾分类处理，医疗废弃物用黄色垃圾袋装好，带血注射器、针头、缝针、刀片和玻璃安瓿等尖锐物品放入利器盒中，由总务科统一收回，送指定地方统一处理。

(11) 严重化脓性感染、传染病患者（包括急诊检查不全的病人），术后器械及用物均采用单独消毒液浸泡-清洗-压力蒸汽灭菌，空气用三氧消毒杀菌机消毒2h，手术间物表用0.05%含氯制剂擦拭，地面用消洗宝拖洗，用后敷料装入双层黄色医用垃圾袋，被服置双层黄色塑料袋，交医院统一处理。

(12) 医务人员发生职业暴露后的处理；挤血，冲洗，用2%碘酒消毒，登记，报医务处，护理部备案，并报院感科。

六、手术室查对制度

(1) 接病员时要查对科别、床号、姓名、性别、年龄、诊断、手术名称、手术部位、术前用药。

(2) 手术前必须查对姓名、诊断、手术部位、麻醉方法及麻醉用药。

(3) 手术过程中增减的敷料，洗手护士应心中有数，巡回护士及时补充记录。

(4) 随患者带入的敷料，在手术开始前必须清除出手术间。

(5) 凡因病情需要时，填入深部组织内的纱布、纱条、引流物，应详细记录于护理记录单上，以便取出时核对。

(6) 手术中及手术台上取下的一切物品，不得在手术结束前擅自拿出室外。

(7) 手术开始前、关腔前、关腔后清点所有手术台上用物如：敷料、缝针、缝线和器械等数目，并做好记录。

七、手术室交接班制度

(1) 接班人员着装整洁，提前10min进手术室。

(2) 清点急诊手术用物及危重病人抢救用药，填写交接班本。

(3) 下班前，整理准备间，做好交班准备。

(4) 交接班时双方共同巡视手术室，做到心中有数。

八、危重病人抢救制度

(1) 如有抢救病人，需及时电话通知值班护士和护士长，联系麻醉师立即组织人员抢救。

(2) 护士长应做好人员分工，各负其责，如护士长不在班，领班护士负责组织抢救，不得延误。

(3) 夜间抢救遇到困难时，应及时报护士长，组织抢救，不得延误。

(4) 接到急诊手术通知时，应问明病人姓名、年龄、诊断、手术名称及部位，以便及时、准确准备用物。

(5) 急诊病人随身物品，必须由巡回护士和手术医生清点后交给家属或术后与病房护士严格交接班，不得私自丢弃，并填写急诊物品交接记录表。

(6) 凡参加抢救人员，应服从分配，严守岗位，严肃工作纪律，不得擅离职守。

(7) 切实做好抢救记录，内容应详细以备各方面查阅。

九、访视制度

(1) 尽可能对所有手术病人进行术前访视，重大手术术前必须访视病人。

(2) 术前一日根据手术安排以巡回护士为主，洗手护士为辅去病房访视病人。

(3) 访视前应通过病历及主管医师简单了解病人的情况，根据情况与病人进行针对性的沟通和交流，做好心理护理。

(4) 在访视中发现问题及时反馈给病房医师或护士及手术室护士长。

(5) 访视后根据病人情况认真填写访视表，并做好相应的术前准备。

(6) 手术结束一周内根据情况对病人进行回访。

十、护理差错事故登记报告制度

(1) 科室建立事故、差错登记本，由本人及时登记发生差错事故的经过、原因及后果，护士长经常检查，定期讨论和总结。

(2) 发生差错事故时，责任者要立即向护士长报告，护士长24h内口头或电话报护理部，重大事故要立即报护理部。差错事故责任者应在3d内提交书面检查材料。

(3) 发生差错事故时，积极采取抢救措施，以减少和消除由于差错事故造成的不良后果。

(4) 发生差错事故的各种有关记录、化验单及造成事故的药品、器械，均应妥善保管，不得擅自涂改、销毁，并保留病人标本，以备鉴定研究之用。

(5) 发生差错事故的个人，如不按规定报告，故意隐瞒，事后被发现，按情节给予处理。

(6) 差错事故发生后按性质情节轻重，分别组织全科、有关人员进行讨论，以提高认识，汲取教训，改进工作，并确定差错事故的性质，提出处理意见。

(7) 为弄清事实真相，应注意倾听当事人意见，讨论允许本人参加，发表意见，决定处分时，领导应进行思想教育，以达到帮助目的。

十一、手术物品清点制度

(1) 胸腔、腹腔及深部切口手术均需清点纱布、纱布垫、器械、缝针等。

(2) 物品的清点必须在手术开始前及关闭体腔前、后清点3次，每次清点2遍。

(3) 首次清点结束，巡回护士必须复述一遍，确保首次清点物品数目的准确性。

(4) 术中临时增加或减少的物品，以同样方法清点、记录。

(5) 手术结束前不得将手术台上的器械和物品拿出室外。

(6) 凡病情需要填入体内的纱布、纱条或内植物等应详细记录在护理记录单上，以便取出时核对。

(7) 清点物品数目不符时，不得关闭体腔或交接班。

(8) 手术结束后，洗手护士、巡回护士分别在手术记录单上签字。

(9) 洗手护士按照器械卡片如数将各种器械和物品交接器械室相关人员。

十二、手术室输血制度

(1) 严格执行输血法。

(2) 输血前与麻醉医生共同查对病人的床号、姓名、住院号、血型、交叉配血结果、血量及采血日期，如需输入多袋血还应检查库血之间有无凝集反应。

(3) 检查血液质量，如血浆变红或混浊、有泡沫、血细胞呈紫玫瑰色、两者界限不清或有较明显的血凝块等均说明血液可能变质，不能输入。

(4) 检查病历原始血型，确定无误方可输入。

(5) 在输血前后及两瓶血之间应当滴注无菌生理盐水，输血时应避免血液与其他溶液相混，以免引起血液凝固或变质。

十三、手术室标本管理制度

(1) 将标本用10%福尔马林固定。

(2) 标本容器瓶上应注明患者病区、床号、姓名、住院号。

(3) 督促手术医生填写病理申请单，将病员的姓名、性别、床号、病房、住院号写清楚。

(4) 填写病理检查申请单时字迹必须清楚。

(5) 填写标本登记本。

(6) 每日上午8时前将各科手术标本清理无误后由救助中心验收后送病理科签收。

十四、器械间管理制度

(1) 器械间由专人负责管理，保持器械间环境整洁，各种器械、物品摆放整齐、有序。

(2) 器械柜内器械建立器械卡，器械每月上油一次，做好登记。

(3) 器械分柜内备用器械和日常手术周转器械，各种器械分别建账，增加和报废的器械均需登记，每半年清点一次，做到账物相符。

(4) 手术用的常规器械每日需保养、清点数目、检查功能后打包，灭菌后备用。定期清点器械包的数量。

(5) 进口高值器械使用后，由洗手护士和器械间护士当面点清，确保无误；电钻、电锯等特殊器械每次使用后，应由设备维修人员检查功能，保养处理后打包消毒；精细锐利器械应分别仔细处理，妥善存放。

(6) 病房借手术包应做好记录，返还时，器械清点无误，由器械间护士签字收回。

(7) 手术器械概不外借。特殊情况需借用时需经护士长同意，并办理登记手续。器械间护士按规定的借用日期负责收回。

(8) 器械间护士应认真清点每台手术所用器械，如有遗失，详细记录丢失过程、物品名称、丢失者签名，并按规定进行赔偿。

(9) 手术所使用的纱布、纱垫、刀片等物品，根据手术需要定量供应，任何人员不得私自取用。

(10) 器械间护士经常征求手术医师的意见，并根据要求适当增减手术器械，不断改进工作。

(11) 旧器械每月报废一次，与护士长办理交接手续做好记录。

(12) 厂家固定在手术室的器械，应单独建立账目，使用完毕及时清点、保养；临时使用的器械，应先清洗后方可打包灭菌。

十五、敷料间管理制度

(1) 敷料间由专人负责管理，保持敷料间环境整洁，各种物品摆放整齐、有序。

(2) 做好各种特殊敷料、小件的供应工作。

(3) 敷料间所使用的纱布、纱垫等定量供应。敷料护士每周领取并及时做好记录，每月清点。

(4) 灭菌器械包、敷料包应按灭菌日期整齐摆放在无菌间柜内，每日检查过期无菌包。

(5) 手术敷料建立账目，每月报废敷料一次，增加和报废的敷料及时记录。每半年清点一次，使账物相符。

十六、手术间清洁消毒制度

(1) 每台手术结束后，对手术间进行清洁处理，对手术间地面、手术床、托手板、吊杆、无影灯等进行擦拭，特殊感染手术按有关规定进行处理。

(2) 每天早晨7点启动手术间的层流系统，净化1h后手术。

(3) 每周全面清洁手术间地面、走廊地面以及吊臂、无影灯、手术间墙面等。

(4) 每周更换回风口过滤网两次。周六进行彻底刷洗，放清洁处晾干。

(5) 每周彻底清洁回风口、送风口。

十七、腔镜管理制度

(1) 严格执行操作规程及清洗流程。

(2) 专人管理、定期保养。

(3) 凡进入人体组织的腔镜均需采用环氧乙烷灭菌或高压蒸汽灭菌。

(4) 使用后认真登记。

十八、更衣管理制度

(1) 管理人员根据每日手术通知单上手术者的名单，发给手术衣裤和更衣柜钥匙，事先未通知和未写入通知单的人员，一律不准进入手术室。

(2) 手术人员（包括进修实习人员）进入手术室之前，必须先办理登记手续，如科室、姓名、性别等。交出胸卡后发给衣柜钥匙。

(3) 进入手术室应先换拖鞋，然后取手术衣裤、帽子、口罩等到更衣室更换，穿戴整齐入室。

(4) 手术完毕，交回手术衣裤，放入指定的衣袋内，退还钥匙，口罩、帽子放入垃圾袋内。

第二节　一般工作流程

一、手术室护士职责

(1) 在护士长领导下担任器械或巡回护士等工作，并负责手术前的准备和手术后的整理工作。

(2) 认真执行各项规章制度和技术操作规程，督促检查参加手术人员的无菌操作，注意病人安全，严防差错事故。

(3) 正确执行医嘱，积极做好危重病人的抢救及配合工作。

(4) 做好病人的心理护理，经常沟通交流，征求病人意见，改进护理工作。

(5) 参加卫生清扫，保持手术室整洁，肃静，调节空气和保持室内适宜的温度。

(6) 负责手术后病员的包扎、保暖、护送和手术标本的保留和送检。

(7) 按分工做好器械、敷料的打包消毒和药品的保管，做好登记统计工作。

(8) 指导进修、实习护士和卫生员的工作。

二、手术室接送病员工作流程

1. 接送病员工作流程

(1) 手术前一日巡回护士到病房访视患者。

(2) 术日晨由手术室巡回护士、麻醉医生持手术通知单到病房，核对患者及其手环上的病区、姓名、床号、住院号、手术名称、手术部位、向值班护士了解术前禁食禁饮及用药等情况，携带病历、术前备血、备药剂特殊检查（X 片、CT

片）等，用推床将患者接至手术室。

（3）患者接进手术间再次核对无误置入手术台上。

2. 送病员工作流程

（1）术后与手术医生和麻醉医生再次核对无误后将患者抬至推床，注意保持各种管道通畅并保暖。

（2）由麻醉医生、手术室巡回护士护送患者回病房，密切观察病情并向值班护士交班（包括输液、输血、各种管道及注意事项）。

（3）术后24h内访视患者。

三、手术室接送病员规则

（1）手术室工作人员必须按手术通知单上的安排到病房将患者接至手术间内。

（2）详细核对患者姓名、病区、住院号、床号、手术名称和手术部位，核对清楚后方可将患者置于手术床上，病历放在患者床头。

（3）患者进手术室前必须更换干净的衣裤，术前用药要在病房完成。

（4）患者血型报告单或X线片应随病历带入手术室。如有特殊治疗药物带入手术室后应与值班护士或麻醉人员交班。

（5）危重、昏迷患者进手术室后应与值班护士或麻醉人员交班，注意约束或守护，以防病员坠床。

（6）手术完毕，病员伤口包扎好后待患者基本苏醒，按患者的病房、床号由麻醉医师或护士护送回病房，并向病房值班护士详细交待术中情况（包括输液、输血量、呼吸、脉搏、血压）和注意事项。

四、手术室出入规则

（1）非手术室工作人员未经许可，谢绝入内。

（2）手术室的工作人员，非工作时间，谢绝入内。

（3）病房医生请勿穿着病房工作服入内。

（4）凡进入手术室的工作人员，必须先到手术室门口换鞋后才能进入清洁区更衣。

（5）在清洁区将备好的手术室专用的手术衣、裤、口罩、帽子换好后，方可入手术室。

（6）离开手术室时，应将衣柜，鞋柜锁好，将钥匙挂在柜门上，不要带走。

五、手术室温馨服务流程

1. 术前

（1）接病人时对患者说：“你好！我是手术室护士，负责你术中的全程护理，现在接你到手术室，请你放松情绪，如果有需要告诉我，我会尽量帮助你，同时我们也需要你的配合，好吗？"

（2）对家属说："请你们放心，我们会尽全力照顾好你的爱人/小孩，会让她尽量安全，放松地度过这次手术。手术时请你们在手术室外安心等候，术中情况会及时通告你们。"

2. 术中

（1）对每一位进手术室的手术患者，护士长会亲切问候，让患者感受到手术室每个人对其的重视。

（2）握她（他）的手给予鼓励，告诉她（他）："别紧张，打针会有一点疼痛，如果感觉不舒服请深呼吸，把感受说出来，我们会及时处理和调整，但不能随意乱动，以免造成不必要的损伤，好吗？"

（3）麻醉完成后，应密切观察患者生理及情绪变化，给予其足够的关怀，随时注意患者的不适，加强沟通，分散其注意力消除紧张情绪。

（4）胎儿娩出后，告诉产妇"宝宝很可爱，祝贺你当妈妈了"，将婴儿抱至手术床边与产妇脸对脸亲密接触，建立母婴感情。

（5）术中播放轻缓音乐，让产妇精神放松心情愉快的配合完成手术。

3. 术后

将患者送回病房时，与病房护士详细交接术中情况，嘱患者静心休养并告诉患者"如果需要帮助，通知管床护士，我和麻醉医生24h内会再来看你。"

六、巡回护士工作流程

（1）手术前一日访视病人，进行术前宣教，了解病人的一般情况。

（2）调节手术室温度22～25℃（新生儿26～28℃），保持湿度40%～60%，必要时插好电热毯。

（3）根据手术种类备齐用物（器械、手术衣、手术巾、手套、缝线、皮膜、敷贴、负极板、吸引器管、吸引器头、输血器等），保持电刀、无影灯、吸引器等仪器设备完好，处于备用状态。

（4）与麻醉医生一起到病区接患者人手术间，注意核对病区、床号、姓名、手术部位、核对病人手环、带齐手术中用物及特殊检查（X线片、CT片）至手术室。

（5）再次与麻醉医生及手术医生核对手术病人床号、姓名、手术方式及手术部位，将病人移至手术台上，防止病人坠床，注意保暖。

（6）保持输液通畅，协助麻醉医生用药、气管插管及阻滞麻醉，穿刺留置针，调节输液速度，必要时协助麻醉医生进行动-静脉穿刺，备齐用物。

（7）手术前、关闭体腔前和关闭体腔后认真清点手术用物如器械、缝针、敷料等，严格执行无菌操作规程，遵守无菌原则，及时准确完成手术护理记录单。

（8）手术过程中调节无影灯，连接好电刀、吸引器等仪器设备，保证仪器设备正常工作。

（9）手术中配合麻醉医生观察病人生命体征、尿量、输液、输血及用药情况，及时供给术中所需用物。

（10）手术完毕后协助手术医生包扎伤口，固定好各种引流管，协助麻醉医生气管拔管并将病人安全送回病房。

（11）与病房护士交班，告知病人术后注意事项。

（12）整理好手术间，归还用物，填写手术登记本及账单。

（13）术后回访。

七、洗手护士工作流程

（1）备齐当日手术所需的手术器械、敷料及无菌物品。

（2）术前30min刷手，准备手术器械及用物。

（3）手术开始前、关腔前、关腔后与巡回护士共同清点器械、敷料、缝针等数目，仔细核对，防止异物遗留伤口内。

（4）熟悉手术步骤，术中严格执行无菌操作，协助医生使手术顺利进行。

（5）负责手术中手术标本保管及固定送检，防止丢失。

（6）术毕负责清洁，整理器械，并注意器械的保养或更换。

（7）消毒工作流程。

（8）更换戊二醛容器，每周六更换戊二醛溶液。

（9）更换酒精棉球容器。

（10）完成消毒灭菌标签，注明灭菌及更换日期时间，注明责任人。

（11）清洗更换下的容器，打好包备用。

八、手术室夜班护士工作流程

（1）每日下午5点前与整班护士交接班，清点用物并认真填写交接班本。

（2）负责当晚各种急诊手术的配合。

（3）自觉遵守手术室各项规章制度，并督促参加手术人员遵守手术室规章制度，防止交叉感染。

（4）保证手术间的清洁、整齐、安全。关好电源、门窗，节约用电、用水。

（5）次日早上7点调试手术间的温度并打开净化系统。

（6）次晨整理、清洁准备间，上午8点前与整班护士共同巡视手术间进行交接班。

九、手术室整班护士工作流程

(1) 于上午 8 点前与夜班护士共同巡视手术间进行交接班，清点用物并填写交接班本。

(2) 上午 8 点参加交班。

(3) 清点检查当日无菌用物（包括无菌手术衣、无菌铺巾、无菌手套、器械包、贮槽内敷料）是否齐备，按消毒日期先后顺序摆放，并及时增添消毒。

(4) 第二天器械、用物的准备及当天术后器械的打包、更换润滑剂。

(5) 负责午间和下午急诊手术的配合。

(6) 周一负责更换润滑剂，更换小消毒锅的蒸馏水。每月第一个周一整班清理环氧乙烷等长效消毒及一次性用物。

(7) 周日负责白天各种急诊手术的配合，做好次日即周一手术病人的术前访视。

(8) 下班前清理特殊器械及用物，填写交班报告并与夜班护士交班。

十、手术室清洗护士工作流程

(1) 每日更换洗涤间内润滑油，腔镜清洗酶，定期更换清洗消毒机所需工业盐润滑油及用水。

(2) 每日更换走廊刷手间内擦手巾、刷子，检查并添加洗手液、消毒液及擦手纸巾，下午下班前检查刷手间并盖上酒精桶及擦手巾桶盖子。

(3) 每日更换腔镜洗涤间内的润滑油。

(4) 清洗每日手术后的器械并打包，清洗消毒剂使用应有登记，污染手术器械用单独程序清洗并做好登记。

(5) 负责当日手术器械的清洗及打包，协助整班护士打好备用的巾包、衣服包及手术用器械包，周六协助整班护士大消毒。

(6) 每日做好等离子低温消毒柜器械用物的包装，灭菌并登记，负责观察及填写 BD 试验本。

(7) 每日负责空气培养皿容器的消毒及取送培养皿。

(8) 负责下午日间加班手术器械的清洗及打包。

(9) 定期添加固定标本所需福尔马林溶液，每周五下午更换大小消毒锅内无菌用水。

(10) 保持洗涤间内环境清洁，用物齐备，及时添加打包所需物品（指示卡、胶带、纱布、棉球、敷料等）。

十一、术前护理宣教

（1）自我介绍：“您好，我是手术室护士，明天您术中的护理由我负责。”

（2）环境、设备介绍：“手术室设有冷暖设备，温度适宜。您会感到舒适，请放心。”

（3）术前禁食、禁饮，以免术中呕吐、误吸引起窒息或吸入性肺炎。

（4）术前用药：“在病房注射的肌肉针不是麻醉针，是术前用药，主要目的是减少呼吸道分泌物。”

（5）皮肤准备：“请在手术前当晚清洁手术部位皮肤，注意不要着凉。”

（6）保证良好的睡眠。

（7）不戴饰物及发卡，以免遗失及术中造成不必要的损伤。

十二、术后随访

（1）术后24h到病房看望病人。

（2）询问病人麻醉苏醒情况及术后全身反应。

十三、使用腹腔镜的操作流程

（1）接通电源。

（2）将二氧化碳钢瓶和气腹机接好。

（3）将摄像头连接到摄像系统，然后将视镜接上摄像头，将导光束连接好。

（4）打开监视器电源，然后打开摄像系统的电源，打开冷光源。

（5）进入白平衡调整。

（6）设定好气腹的流量和压力。

（7）进气腹时按启动键，以后的气腹压力自动进行恒定。

（8）手术中，光源的亮度以能满足手术为准，越小越好。

（9）手术完毕后，先关闭 CO_2 钢瓶气阀，让气腹机自动将残气排出，直到机器发出嘟嘟的报警声，再关闭气腹机电源。

（10）先关闭电源，然后是摄像系统，最后关监视器。

十四、小型压力蒸气灭菌锅操作流程

（1）将灭菌器接通电源。

（2）打开水箱盖，往水箱内倒入蒸馏水，使水位处于水箱盖标记尺Max-Min之间。

（3）打开灭菌器前面底部的主开关。

（4）将需灭菌的物品放入托盘内，按要求放置，关紧门（绿灯亮）。

（5）选择消毒方式，按开始键，屏幕显示注水 WATER INLET，听到咔嚓声，屏幕显示压力、温度。

（6）灭菌完成后，出现五秒钟的蜂鸣声，随后开始键指示灯熄灭，压力表归零，屏幕显示 Finish。

（7）打开门，取出灭菌物品，如不再消毒，关上压力蒸气灭菌锅开关及电源开关。

第三节　物品的管理

一、手术室借物制度

（1）手术室的一切物品，原则上不外借，特殊情况必须征得护士长批准，必须严格办理借物登记手续，经手人须签名。如借脑室外引流包、胸腔闭式引流包等，医师必须向手术室提交手术通知单，值班护士、医生在“借包手术登记本”上详细登记，方可外借，并负责追回。物品归还时，必须经器械间护士或夜班、节假日值班护士清点无误后在借包本上登记。

（2）院内各手术科室间借用他科贵重仪器使用时，须经他科主任同意后，派专门人员协助使用，并通知手术室。

（3）物品借出和归还时，必须有专人清点检查，以免有损坏及影响今后使用。

（4）院外单位向本科借用仪器、器械时，需先经医务处、护士长同意，方可借出。

（5）每周一次由专人督促检查收回借出的物品，并保证借物本记录的准确和真实。

二、手术室一次性物品管理制度

（1）一次性物品的购入需经过院管理部门的严格把关和审查。

（2）一次性物品使用前，应按有关规定作好使用前的细菌抽检和监测，合格后可使用，并坚持每月对一次性物品进行细菌监控，做好记录备查。

（3）对进入手术室内的一次性物品要严格把好包装、产品质量、消毒灭菌情况和价格关。对产品包装上的中文标识项目逐一按要求确认。

（4）每次使用一次性物品打开包装前，必须再次确认灭菌方法和灭菌日期，包装有无破损、潮湿。

（5）一次性无菌物品应存放在专用的无菌物品存放库内并设专人定期检查、进货、发放、管理。不许与非灭菌物品和其他仪器存放在一起。

（6）使用和开启无菌物品时，应严格执行无菌操作规程。

（7）使用后的一次性物品应严格按有关规定进行统一的无害化处理或销毁，

不得随意丢弃。锐利的物品、血液及其他有机物污染的物品应单独专门处理。

(8) 开启但未使用的一次性物品原则上不得自行重新灭菌，制造商通过广泛的管理及测试手段保证一次性物品的清洁、无毒、无致热性、具有相容性、无菌并质量稳定。自行重新灭菌便解除了制造商的责任。如必须重新灭菌的一次性物品就要对使用中的安全和效用负责。

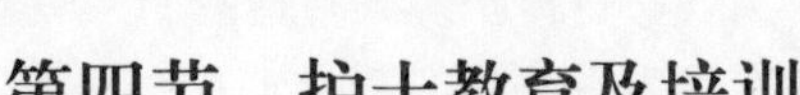

第四节 护士教育及培训

一、手术室护士的培养

外科学是一门以手术治疗疾病为主的学科，随着医学科学的进步及治疗观念的更新（如器官移植、微创技术）等，新的医疗设备、器械不断涌现，对手术室护理人员在专科手术配合中的业务素质要求越来越高，因此手术室人才培养和梯队建设也是手术室管理的重点。

二、培养教育的内容

培养教育的内容包括职业道德教育、法律法规教育及基本理论、基本知识、基本技能的教育、专科护理理论和技术操作教育及外语能力的培训。

三、培养

(1) 手术室内各专科间轮转。科室制订计划，5 年以内的护士各科分批轮转，掌握各科手术配合。

(2) 个人进行自学。指定自学内容，通过查阅资料得到特殊手术信息。

(3) 专科、本科学历继续教育。鼓励护士利用业余时间通过自学考试，获得更高的学历。

(4) 学术讲座、读书报告会。保证每月 2 次的业务学习，由本科高年资或主管护师以上的护士及相关科室的医师、仪器维修工程师讲课，了解新技术、新理论。

(5) 各种培训、进修及学术活动。通过参加各种培训班、学术交流、国内外进修来提高护士的业务水平。

四、护理人员梯队建设的措施

1. 护生的培训

培训的目的：通过 2 ~ 4 周时间的实习，加深对有关理论的理解，熟悉手术室各级人员的职责和一般规则，以及无菌技术的要求，根据教学大纲完成 2 ~ 4 周的实习内容。

培训方法：由护士长或带教老师讲课，内容从手术室的制度、环境及要求到各具体操作规范。跟随带教老师担任巡回和洗手护士工作，熟悉环境，掌握各项操作规程。在老师的指导下参加中、小型手术的配合。

2. 进修护士的培训

手术室护理专业重在实践，进修护理人员应有针对性地提高自己的专科理论和技能，在进修学习期间以实践为主。时间不少于6个月。

（1）根据进修生的要求制定进修计划，指定高年资护士为指导老师，负责业务技术全面带教。

（2）经一般培训后，了解手术室的环境及有关制度、职责，根据具体要求安排在各岗位培训（按要求在各专科操作实践），理论课不少于100学时。

（3）进修结束前，进行理论考试和操作考核，并写出进修学习鉴定。

3. 新毕业护士的培训

（1）岗前培训：

①培训的目的是指导和帮助新护士，转换护生到护士的角色，尽快适应手术室环境，了解手术室工作制度、工作程序及工作性质。

②培训时间为3d。具体安排：第一天与护士长见面，介绍手术室环境，管理制度、人员职责及要求等；第二天由教学护士长全面带教，观看手术室护士行为规范录像，讲解并示范手术床及高频电刀的使用和手术体位的摆放原则；第三天演示专科手术基本操作配合技术并练习基本功（穿针、器械摆放及传递），为进入临床实践做准备。

（2）岗位培训：

①岗位培训为一年，这一年当中专门安排一名指导老师带教，指导老师必须是中级职称以上的高年资护士，她们对本专业护理理论知识了解全面，技术娴熟，在业务技术管理和在职培训方面能真正起到传、帮、带的作用。

②培训目的是使新护士在一年的时间内全面提高思想素质、心理素质和业务素质，边工作边学习理论（小讲座），理论课程需达到100学时。

③培训内容，一是理论学习，按照进修护士的学习讲义学习。二是实践，主要参加手术配合担任洗手护士和巡回护士工作。综合医院手术室应对基本环境熟悉之后进入专科轮转，普外科—颅脑外科—骨外科—泌尿外科—妇产科—ENT—眼科—整形烧伤科—心胸外科。这样在一年时间内对各科基本手术配合有所了解，熟悉手术室的工作性质。

④护士长和教学护士长定期检查完成工作指标情况，如定期考核操作和理论，一年内不少于3次。定期抽查笔记、上台洗手和巡回手术配合次数，同时抽查晚、夜、副班数及每月护理工作总结中是否疏忽及扣分情况，以此作为一年来工作表现

和各项工作达标的总结，并上报护理部。

4. 护士的培训

（1）对新护士的培训要求是毕业后1～5年，她们工作热情高，接受能力强，应尽快创造条件使其达到晋升上一级职称的水平。在此期间可轮换专科（半年或一年轮转）。

（2）考试和考核每年不少于2次理论考试和操作考核，由护士长制定标准和准备试卷。并积极参加科内组织的技能操作竞赛。

5. 护师的培训

培训内容和要求：护士经考试和考核已达到护师水平，但仍需不断努力，5年后需晋升上一级职称（主管护师）。培训要求可采用相对固定专科的方法，并担任专科组长。

（1）担任专科组长或副组长，负责本专科人员的业务素质管理并加以指导和帮助护士学习本专科业务知识。

（2）负责专科仪器设备的使用及指导。与专科医师沟通，听取并反馈医师意见以便改进工作。

（3）高年资护师负责带教，指导进修护士及实习护士。撰写学术论文，年底向科内写出专科总结。

6. 主管护师的培训

主管护师是通院手术室护理理论和操作技术的高年资护师，是协助护士长行政管理、业务技术管理和在职培训等方面能起到骨干作用的护师。

（1）固定专科，担任专科组长。

（2）担任指导老师或教学组长。

（3）担任咨询护士或兼职质控护士工作。

（4）撰写专科论文、著书，并在每年写出专科总结并进行专科新业务、新技术的开展、新课题的研究。

第五节　手术室感染控制

手术室是感染的高危科室之一，它担负对病人进行手术和抢救急危重病人的任务，手术室的工作质量直接影响手术病人的预后及医院的医疗效果，感染严重者可危及病人生命。为确保手术室的安全，防止感染发生，需建立手术室科学管理系统和管理对策。

一、手术感染因素

（1）与人体相关的危险因素，如年龄、营养状况、免疫功能、体内异物存留、严重创伤等。

(2) 与手术相关的危险因素，如术前手术部位的皮肤准备、手术持续时间、急诊手术的应急技术等。

二、控制感染对策

从手术室工作性质和特点应从以下几方面管理，切实做到控制传染源、切断传播途径、保护易感人群，从而达到控制手术感染目的。

(1) 手术室布局合理：符合功能流程及洁、污要分开。严格划分污染区、清洁区、无菌区。

(2) 提高控制感染的意识：学习有关医院感染知识，同时加强对医务人员的业务培训工作，提高业务水平，提高无菌观念。

(3) 手术室空气控制感染对策：手术室内物品摆放整齐，保持清洁无灰尘。严禁在手术间制作敷料或整理包布。凡由手术室以外进入的推车和X线仪器等应先擦净灰尘再进入手术室使用。每台手术完成后，须将使用过的器械及敷料等移出手术间。

(4) 手术物品控制感染的对策：所有手术器械、医疗用品原则上能用压力蒸汽灭菌者，应首选压力蒸汽灭菌。对于不能耐热的物品首选过氧化氢等离子低温灭菌。

(5) 手术人员控制感染对策：洗手消毒是控制医院感染的最重要措施之一。手术人员要严格执行有效的洗手制度，接触患者前后均要洗手，必要时戴一次性手套，定期监测，保证工作人员手指带菌数不超过5cfu/cm^2。

(6) 隔离对策：隔离病人手术通知单上应注明感染情况，严格隔离管理术后器械及物品消毒，标本隔离处理，手术间严格终末消毒。

(7) 手术废弃物品处理：须置黄色医疗垃圾袋内，封闭运送，无害化处理。

三、手术室无菌操作技术规范

(1) 凡工作人员及参观学习人员入室必须更换衣、裤、帽、口罩、鞋，接送病人更换外出衣、鞋。

(2) 限制区内空气每天手术完毕开消毒抽风一小时，然后切换于层流状态。空气菌落计数监测每月一次。

(3) 无菌物品与非无菌物品分别放置，并有明显标志、灭菌日期、责任者签名。每日检查无菌物品的有效期，无菌敷料开启后24h需更换或重新灭菌。无菌包应避免受潮，有效期一般为7d，过期或受潮应重新灭菌。

(4) 进行无菌操作时，操作者身体应与无菌区保持一定的距离，手臂应保持在腰部或治疗台面以上，取无菌物品时，须用无菌钳（镊）。

(5) 手术前半小时，工作人员修剪指甲、刷手，穿无菌手术衣、戴无菌手套上手术台。穿手术衣、戴手套后，戴无菌手套的手不可超过肩部以上或低于腰以下，当穿手术衣、戴手套后两人需更换位置，需背对背移动。

(6) 无菌物品一经使用后，必须再经灭菌处理后方可再用。进行无菌操作时，如器械、用物疑有污染或已被污染，即不可使用，应予更换或重新灭菌。

四、隔离原理与技术

(1) 感染控制的原理及方法：感染源、感染宿主和传播途径是组成感染链的三要素。

(2) 控制感染的方法：利用各种措施来阻止感染链的形成。利用各种隔离技术来切断传染途径是最简单、直接而有效的中断感染链的方法。

(3) 隔离的目的：隔离的目的是防止微生物在病人、工作人员及媒介物中扩散。切断传播途径，中断三环节的联系是隔离的主要手段。

(4) 隔离物品的应用：

①手套的应用：预防医护人员变成传染微生物的媒介。
防止医务人员把自身手上的菌群转移给病人。
预防病人身上的微生物感染医务人员。

②口罩：防止吸入气溶胶。
口罩应遮住口鼻部，不能挂在颈部反复使用。
各种原因导致的口罩打湿应立即更换。
在接触分泌物、渗出物、血液及体液等感染物时必须戴手套。
用过的手套应放在指定的污物袋内。

③护目镜：可降低病人的体液、血液等物质溅到眼睛的几率，每次使用后应进行清洗消毒。

(5) 严重感染、结核及传染病手术的处理原则：

①术前做好消毒隔离的准备工作，传染病手术间门口挂传染标志。

②术后手术器械用0.5%含氯制剂溶液浸泡消毒30min后用清水洗净再经压力灭菌，敷料用塑料袋包装焚烧处理。

③房间处理：桌面、床面、地面用0.5%含氯制剂溶液擦洗。

④传染病术后布类用物用塑料袋包装，注明标记，送洗衣房作特殊处理。

⑤结核手术病人术后用物及空气用紫外线照射消毒。

(6) 感染废弃物的处理：

①器械及敷料：用后器械以含氯制剂浸泡或清洗机感染程序清洗，打包灭菌。敷料装入污物袋内并做好标记。

②病理标本：放入密闭标本盒内，防止漏出，做好标记，若容器外被污染或疑

似污染，必须消毒或外边用袋子套好。

③锐器：包括手术刀、缝针、针头等，使用后投于防水、耐刺的锐器盒内，统一处理。

④医疗废弃物：如病人废弃物、分泌物、体液、血液、输注后废液、输液器、各种导管及其接触过的一次性物品。根据规定放入双层黄色垃圾袋内，扎好袋口，并做好标记。

⑤手术有关废弃物：如手术截肢、脏器、胎盘、脐带、死胎、病理标本等应放入专用容器，密闭后送指定地点统一处理。

第六节　手术安全管理

一、安全防护制度

1. 防止接错患者

（1）到病房接患者时，凭手术患者电脑打印单或手术通知单查对科室、床号、姓名、住院号、手术名称、手术部位及手术时间，并核查手圈。

（2）患者接到手术室后，需送到指定手术间，由巡回护士第二次核对以上各项。

（3）麻醉、手术开始前，由麻醉医生、第一助手、巡回护士第三次核对以上各项。

2. 防止摔伤，碰伤患者

（1）接送患者出入门边时，注意保护患者头部及手足，防止碰伤；移动患者至手术床或运送车时，需有人扶住车身，防止滚动摔伤；运送途中，拉上床挡，护送员手推床头，脚在前，头在后以利于观察和保护患者；搬动患者时，动作轻巧稳妥，防止意外摔伤。

（2）患者（尤其是小儿、躁动者）躺在手术床等待手术或等待护送时，应有护士床旁守护，必要时上约束带，防止坠床，清醒患者可进行安全知识教育。

（3）全麻诱导期的患者应有人在床旁照顾，注意患者肢体位置，防止挤伤撞伤，必要时上约束带。

（4）经常检查交换车性能，保持状态良好，防止接送途中摔伤患者。

3. 防治手术部位错误

（1）脑、颈、胸、肾、肢体等部位以及疝等对称性器官手术，应在手术单上注明何侧。

（2）在手术开始前，手术者必须核对患者，并按病历记载，X 线片等再次核对手术部位。

4. 防止用错药

（1）使用任何注射药物，应先核对瓶签，并会同另一人核对浓度、剂量方可使用。

（2）瓶签脱落，字迹不清或有疑问，严禁使用。

（3）用过的空药瓶，应保留至手术结束方可丢弃，以备查对。

（4）局麻加肾上腺素时，应事先问明剂量再加药。

（5）器械台上应有盛局麻的专用杯，以免与其他药物混淆。

（6）执行口头医嘱用药时，要复诵一遍，并及时记录。

5. 防止输错血

（1）巡回护士负责取血，每次只能取 1 名患者所需的血液。

（2）取血前，核对医嘱与术前血型报告单是否一致，防止取错血。

（3）严格查对制度，取血时认真核对患者姓名、科室、床号、住院号、血型、交叉配血试验单及供血者姓名、血型、血袋号、保存期，做到巡回护士取血时自查，输血前与麻醉医生共查，输血后再次查对。

（4）密切观察输血后反应，及时发现异常。

（5）输血后储血袋送回病室集中处理。

6. 防止烫伤、烧伤

（1）使用热水袋时，要有外套盖子拧紧，保证不漏水。清醒能活动的成人，水温为 60 ~ 70℃。小儿、昏迷、低温麻醉及瘫痪患者为 40 ~ 50℃。热水袋与患者身体之间应隔一层毛毯或薄被，放好后应经常检查。

（2）使用电刀时，应将电极板放平坦，紧贴患者皮肤，固定于患者远离心脏的肌肉丰厚处，防止电极板灼伤患者，患者身体其他部位避免与手术床上的金属部分接触，要正确接好电源（使用电刀时，避免使用酒精等易燃物品）。

（3）使用化学药品时，要注意掌握浓度、剂量及方法，避免灼伤粘膜、皮肤。

（4）保持手术床单、布垫干燥和平整，消毒时，若被消毒液浸湿应及时更换，尤其是小儿，以避免灼伤。

7. 防止创口感染

（1）所有手术人员应加强无菌观念，熟练掌握无菌技术，严格执行手术室无菌技术操作常规。

（2）严格管制手术室门户，严格控制进入手术室的人数，手术人员进入手术室后，应迅速就位，尽量减少走动或频繁开关手术间门，以免尘土飞扬。

（3）手术人员应经常注意自己及他人有无违反无菌操作规程，发现时应立即纠正。

（4）凡耐高温的手术物品一律采用高压蒸汽灭菌，否则，改用低温蒸汽或气体消毒灭菌，不主张使用化学液浸泡，特殊情况下需采用浸泡消毒时，严格按使用说明执行，每次消毒应在盒外注明消毒日期和时间，并签名。

(5) 保持手术切口周围、无菌器械台、敷料干燥，可使用防水手术薄膜及加层铺巾保护。

(6) 手术进行中若有可能污染时，应注意保护切口及手术区。污染标本及器械应放在指定盒内。

(7) 先做无菌手术，后做污染手术，有条件时，应划分无菌手术间、急诊手术间、感染手术间，以降低无菌手术感染率，不可同时在一个手术间施行无菌、污染两种手术。

(8) 加强手术技能培训，尽量缩短手术时间，减少组织创伤，若手术时间超过6h，手术切口周围应加盖无菌巾。

(9) 施行感染手术的人员，手术后应从污染通道离开限制区，否则，必须彻底淋浴，更衣，更鞋，戴口罩、帽子后方可到其他手术间走动或参观。

8. 防止燃烧、爆炸意外

(1) 手术室内使用电炉，酒精灯时，应远离氧气，防止爆炸。侧灯勿靠近麻醉机、氧气筒。

(2) 若使用电动气钻、骨钻时，注意检查气体有无漏气。

(3) 氧气瓶口、压力表上应防油、防火，不可缠绕胶布或存放在高温处，使用完毕，应立即关好阀门，保持瓶内压力在490kPa以上。

(4) 定期检查各手术间电路、医用气体管道装置的安全性、密闭性，每月对高频电刀、无影灯以及其他设备进行测试、维修或更换。手术间设地线接口，防止电线短路。

(5) 术中尽可能保持手术间地面干燥，防止漏电。

9. 防止因器械不足或不良造成意外

(1) 器械打包护士应根据手术通知单认真准备器械，并检查其性能是否良好，配件是否齐全，数量是否充足。

(2) 手术开始前，器械护士应再次检查器械是否正确、适用。发现配件不齐，及时通知巡回护士进行登记或更换，若已损坏，应交巡回护士撤出。

(3) 实施重大、特殊手术或新手术时，术者应于术前一日亲自到手术室挑选所需的特殊器械，并检查其他物品是否齐备及适用。

(4) 在进行重要步骤前，术者应先检查器械是否合适。

(5) 手术时应常规准备不同种类的急诊手术器械包以及常用的手术器械单包，以备急用。用后应及时包好灭菌，有条件的医院，应备快速高压蒸汽灭菌锅。

(6) 每年应进行器械大保养及检修1次。

10. 防止气压止血带使用不当造成损伤

(1) 严格掌握禁忌证，下肢动脉硬化、血栓性脉管炎、淋巴管炎、化脓性感染（坏死）等患者不使用驱血带；恶性肿瘤或局部炎症的患者，使用止血带时不驱血。

（2）使用前应检查驱血带、显示表是否完好，有无漏气。

（3）缚止血带部位位于上臂上1/3，大腿上2/3处，缚带时，皮肤表面垫一块布巾，缚毕用绷带固定，松紧适宜，以能伸进一指为宜。

（4）工作压力，成人上肢压力为40kPa（300mmHg），下肢为80kPa（600mmHg），小儿上肢为30kPa（225mmHg），下肢为40kPa（300mmHg），对于过瘦、过胖者可适当减少或增加压力；保险压力，以超过工作压力5～10kPa（35～75mmHg）为宜。

（5）止血带充气后，应注明时间，时限1h，最长不超过1.5h，每次间歇5～10min，使用中，每15min检查一次压力指数，及时提醒术者止血时间，放气时应缓慢。

11. 防止体位不当造成损伤

（1）巡回护士、手术医生在摆放体位时，应遵循安全、舒适、术野充分暴露、不妨碍呼吸为原则，根据手术部位正确摆放体位。

（2）患者体位固定时上肢外展小于90°，两腿不可过度伸直，骨隆突部位垫软枕，防止受压。

（3）束缚带不可固定过紧，防治神经损伤。

（4）加强术中观察，每15min检查一次，观察肢体末端血运。

12. 妥善处理手术标本

（1）器械护士应将所取下的标本放于干燥的小杯或碗内，必要时用丝线结扎或钳子夹持作为标记，妥善放在器械台上。

（2）冰冻切片的标本，巡回护士应立即将标本放入干燥容器中，贴上标签，写明科室、床号、姓名、住院号、标本名称及采取部位，连同写好的病理标本检查单交专人立即送病理科，面交该科负责人员。

（3）一般病理检查标本，术毕由器械护士将标本放入固定液的容器中，贴上标签，标本登记逐项内容，连同医生填写的病理检查单，核对无误后放在指定位置。

（4）手术室指定专人负责标本送检，送检前分别由值班护士、送检员再次核对标本容器上的标签与病理检查单，以及标本送检登记本上所填各项内容是否相符，无误后将三者放置一处送检。

（5）病理科接到标本后，逐项检查各标本的登记情况，无误后在标本送检登记本上签名。

（6）所有病理送检单、病理结果报告单、标本盛器标签以及标本送检登记本，都必须字迹工整，项目齐全，病理诊断报告以正式文字报告为准。

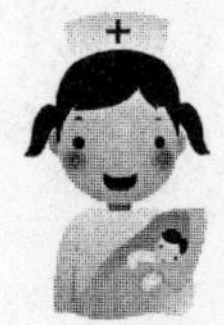

第三章 手术配合

第一节 普外科手术配合

一、肠套叠手法复位手术配合

（1）适应证：小儿肠套叠。

（2）麻醉方式：气管插管全身麻醉。

（3）手术体位：仰卧位。

（4）手术切口：多采用右中经腹直肌切口或右正中旁切口。

（5）手术用物：手术衣、巾、剖腹探查包、0号带线针，2-0带线针，4-0带线针，5-0可吸收线、10号刀片、15号刀片、一次性电刀、吸引器头及连接管、橡皮引流管、引流袋、导尿管及导尿包、敷贴。医用手术薄膜、术尔泰20ml注射器、温盐水。

特殊用物：2%盐酸普鲁卡因、0.9%生理盐水、1ml注射器1副、10ml注射器1副。

（6）手术步骤及配合：

手术步骤	手术配合
1. 常规消毒铺巾	递卵圆钳夹持活力碘棉球消毒皮肤，递四把布巾钳或待干贴医用手术薄膜。
2. 由11肋骨尖向内达2横指切开皮肤，皮下组织逐层进腹	递10号刀片切开皮肤，递干纱垫2块于切口拭血，递电刀切开，直钳钳夹止血。

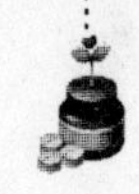

续表

手术步骤	手术配合
3. 常规开腹后探查腹腔，观察肠套叠部位	递腹腔拉钩暴露手术野。
4. 缓缓挤压套叠处近端，将套入部分缓缓挤出。若已复位的肠管有撕裂行修补	递湿开腹垫包裹肠管，递 4-0 带线针或 5-0 可吸收线行肠管修补。
5. 如发现肠管出现肠壁水肿、瘀血，浆肌下出现小块出血或黑点区，行热敷或封闭肠管	递热盐水纱布垫包裹该段肠管，或抽取 2% 普鲁卡因 1ml 加生理盐水至 8ml 配成 0.25% 普鲁卡因行肠管封闭。
6. 将肠管还纳肠管	递 0 号带线针连续缝合腹膜。依次递 2-0 带线针间断缝合，皮肤用 4-0 带线针缝合或 5-0 可吸收线内缝。
7. 放置橡皮引管引流（根据情况而定）	递组织钳酒精棉球消毒皮肤，递 10 号刀片从腹壁切口下方另戳小口引出固定，递 2-0 带线针固定，引流管连接引流袋。
8. 切口盖酒精纱布，敷贴包扎，引流管处用剪口纱布包扎，用胶布固定	递酒精纱布，敷贴

二、肠粘连梗阻手术配合

（1）适应证：小儿肠粘连梗阻。

（2）麻醉方式：气管插管全身麻醉。

（3）手术体位：仰卧位。

（4）手术切口：右侧正中弯式右侧脐下横切口。

（5）手术用物：同肠套叠手术用物，另备 0 号、1 号、4 号丝线，及 2-0、4-0 可吸收线、20ml 注射器、剥离子（必要时备）、术尔泰、盐水。

（6）手术步骤及配合：

手术步骤	手术配合
1. 常规消毒辅巾	递卵圆钳夹持活力碘棉球消毒皮肤，递四把布巾钳或待干贴医用手术薄膜。
2. 切开皮肤和皮下组织	递两块小开腹垫于手术者和助手，递手术者有齿镊试皮，递手术皮刀切开皮肤和皮下脂肪，递血管钳与助手钳夹止血，或用电刀边切边止血，干小开腹垫如不用丢于污物桶内，便于点数，收回皮刀、有齿镊，换盐水湿开腹垫，血管钳钝性分离肌肉。

续表

手术步骤	手术配合
3. 切开腹膜	暴露腹膜，主刀者用弯钳提起腹膜，助手同法将对侧腹膜提起，15 号刀片切开一小口，术者将手指伸入腹腔内，边探查边用电刀切开腹膜，递长无齿镊和腹腔剪，有切口粘连的肠管直视下沿粘连边缘正常腹膜处用电刀或剪刀切开。
4. 探查梗阻及松解粘连	进入腹腔后用湿温盐水纱布保护肠管，探查梗阻部位。如发现有纤维束带压迫，在纤维束带附着处递两把 14 号弯血管钳，从两端夹好纤维束带，从中间用组织剪剪开，用 4 号线打结并递线剪剪线，梗阻解除。疏松粘连处，用 14 号弯血管钳作钝性分离，致密的粘连用腹腔剪分离并注意止血。
5. 肠壁肌层及肠系膜修补	松解过程中损伤的肠壁浆肌层或肠系膜用 4-0 带线针或 5-0 可吸收线做间断缝合修补。
6. 检查肠管及腹腔引流	粘连松解后，做一次全面检查，证实全部肠管均已通畅，准备腹腔引流管，活力碘消毒腹壁右下方皮肤，递皮刀切开一小口，将 18 号弯血管钳从切开口伸入腹腔夹出引流管，用 2-0 带线针固定引流管并接好引流袋，另备 20ml 注射器抽取术尔泰 20ml，取下注射器针头备用。
7. 清理腹腔	更换干净温湿开腹垫清理腹腔，检查有无出血，洗手护士、巡回护士一起清点器械、敷料、针线，无误。
8. 缝合伤口	用弯血管钳将腹膜边缘夹好，用 7 号带线针或 2-0 吸收线缝合腹膜，并在完全关腹前注入准备好的术尔泰防止粘连，用 2-0 带线针间断缝合腹膜减张。用 2-0 带线针或 4-0 吸收线间断缝合肌肉层、筋膜层及皮下组织，酒精消毒伤口皮肤，器械护士和巡回护士再次清点器械、敷料、针线，无误。用 4-0 带线针，或 5-0 吸收线缝皮。
9. 切口包扎	切口盖无菌酒精纱布，用敷料包扎，引流管处用剪口纱布包扎，胶布固定，必要时用绷带或宽胶布加压包扎。
10. 器械清洗及消毒	仔细清洗器械，上油保养，打包，灭菌后备用。

三、胆总管囊肿 Roux-Y 吻合术

（1）适应证：新生儿及婴幼儿先天性胆总管囊肿扩张症。

（2）麻醉方式：气管插管全身麻醉。

（3）手术体位：仰卧位。

（4）手术切口：右肋缘下斜切口或横切口。

（5）手术用物：同肠套叠手术用物，另备10ml注射器。

特殊器械：胆道探子一套、小剪刀小镊子、探针、组织钳4把、直角钳2把、肠钳，必要时备T管。

（6）手术步骤及配合：

手术步骤	手术配合
1. 常规消毒铺巾	递4把布巾钳或待干铺皮膜。
2. 切皮，逐层进腹	递有齿镊，10号刀片，两块干开腹垫拭血，电刀止血。
3. 打开腹膜，探查腹腔	递无齿镊、15号刀片（或腹腔剪），电刀止血，递湿开腹垫。
4. 探查胆囊、胆总管囊肿、肝脏	递深部拉钩、中弯血管钳、吸引器。
5. 确认胆总管切除胆囊	递10ml注射器穿刺定位，抽取部分胆汁送生化检查，递15号刀片切开囊肿，吸引器吸净囊肿胆汁，递中弯钳、腹腔剪游离胆管，湿开腹垫拭血，4号丝线结扎或电凝止血。
6. 在屈氏韧带远端10～20cm处切断空肠，关闭远端空肠	递中弯钳、腹腔剪分离系膜，4号丝线结扎出血点，递肠钳两把夹住空肠两端，湿开腹垫保护切口周围，15号刀片切断，活力碘棉球消毒残端，递4-0带线针关闭空肠远端。
7. 提起横结肠，在结肠中动脉右侧系膜无血管区切开一孔，将关闭的空肠远端经此孔上提	递腹腔剪或电刀，递长无齿镊、中弯钳钳夹止血，4号丝线结扎。
8. 距断端5cm处切开，空肠与胆总管吻合	递15号刀片切开空肠，吸引器头吸净分泌物，活力碘棉球消毒后，用5-0可吸收线连续缝合。
9. 距胆管空肠吻合50cm处做空肠端侧吻合	递15号刀片切开空肠，吸引器头吸净分泌物，活力碘棉球消毒后，递5-0可吸收线连续缝合或4-0带线针间断缝合。

续表

手术步骤	手术配合
10. 检查各吻合口有无漏针，肠管有无扭曲，放置腹腔引流管，清理腹腔，逐层关腹	检查各肠管吻合口，无漏针并且通畅，肠管无扭曲后，递活力碘消毒腹壁右下方皮肤，递 10 号刀片切开 1cm 切口，递腹腔引流管，放入肝下，递 18 号弯血钳从切口开口伸入腹腔内夹出引流管，用 2-0 带线针固定引流管，接好引流袋。递中弯钳，提夹腹膜边缘，彻底清点器械、敷料数目，递长无齿镊、7 号带线针连续关腹膜，递 2-0 带线针逐层间断缝合肌层。
11. 缝皮，覆盖伤口	递有齿镊，活力碘棉球消毒，4-0 带线针缝皮，递酒精棉球消毒皮肤，纱布敷贴覆盖伤口。

四、甲状舌骨囊肿（瘘）切除术

（1）适应证：甲状舌骨囊肿。

（2）麻醉方式：气管插管全身麻醉。

（3）手术体位：仰卧位。

（4）手术切口：沿囊肿（瘘）横切口或横梭形切口。

（5）手术用物：手术衣、巾、疝气器械包、一次性电刀、10 号刀片、1 号团线、5-0 可吸收线、橡皮引流片。

特殊用物：两爪或三爪拉钩、红霉素眼膏。

（6）手术步骤及配合：

手术步骤	手术配合
1. 手术野常规消毒，铺巾	递卵圆钳夹持活力碘消毒皮肤，递 4 把布巾钳固定，递 2 块大开腹垫塞入颈部两侧。
2. 切开皮肤、皮下组织及颈阔肌	递 10 号刀片切皮，递电刀并以弯蚊式钳止血，若有出血递 1 号丝线结扎。
3. 沿囊壁分离囊肿	递三爪拉钩拉开皮肤，若囊肿破裂，递盐水开腹垫保护伤口不被粘液污染。
4. 完整剥离囊肿	递拉钩在舌骨体部将肌肉拉开，递组织剪将瘘管附着于舌骨中段两侧剪断。

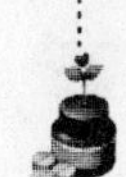

续表

手术步骤	手术配合
5. 切断舌骨下连囊肿，上接瘘管，结扎瘘管	递电刀切开下颌骨及颏舌骨肌中间纤维向深部分离，递1号丝线结扎瘘管并切除并递电刀处理瘘管残端。
6. 彻底止血，清洁手术野	递干净的盐水开腹垫蘸干手术野。
7. 缝合瘘管残端周围组织，将舌骨两端靠拢并缝合。缝合颈阔肌和皮下组织	递5-0可吸收线逐层缝合，活力碘棉球擦拭伤口。
8. 缝合皮肤，放置引流片	递5-0可吸收线内缝皮肤，放置橡皮引流片。
9. 封盖伤口	递干纱布擦净伤口，酒精棉球擦拭伤口递生物胶粘合，红霉素涂抹，递小块纱布覆盖伤口，贴敷贴。

五、阑尾切除术手术配合

（1）适应证：急慢性阑尾炎。

（2）麻醉方式：气管插管全身麻醉。

（3）手术体位：仰卧位。

（4）手术切口：右下腹切口（麦氏切口）、右侧腹直肌切口（探查切口）。

（5）手术用物：手术衣、巾、手套、10号刀片、15号刀片、1/4/7号板线、4-0带线针、2-0带线针、0号带线针、5-0可吸收线、吸引器头及连接管、电刀头、橡皮引流管、引流袋、敷贴、石碳酸、棉签、标本盒、培养试管。

（6）手术步骤及配合：

手术步骤	手术配合
1. 常规消毒铺巾	递卵圆钳夹持活力碘消毒皮肤，递四把布巾钳或待干贴皮膜。
2. 麦氏切口切开皮肤，皮下组织逐层进腹	递10号刀片切开皮肤，递干纱垫2块于切口拭血，递电刀切开，弯血管钳钳夹止血。
3. 常规开腹后探查腹腔，显露盲肠及阑尾	递腹腔拉钩暴露手术野。
4. 寻找阑尾，处理系膜	递弯血管钳2把，4号线结扎，递线剪。

续表

手术步骤	手术配合
5. 阑尾根部做荷包缝合，切除阑尾，处理残端	递4-0带线针在阑尾根部做荷包缝合，暂不结扎，用直钳夹住阑尾，递15号刀切断，残端递石碳酸、酒精、盐水棉签依次处理，将阑尾残端压入盲肠壁内，收紧荷包并结扎之。
6. 放置橡皮引管引流	递组织钳酒精棉球消毒皮肤，递10号刀片从腹壁切口下方另戳小口递引出固定，递2-0带线针固定，引流管连接引流袋。
7. 清理腹腔	更换干净湿开腹垫清理腹腔，检查有无出血，洗手护士和巡回护士一起清点器械、敷料、针线，无误。
8. 缝合伤口	用弯血管钳将腹膜边缘夹好，用7号带线针或2-0吸收线缝合腹膜，用2-0带线针间断缝合腹膜减张。用2-0带线针或4-0吸收线间断缝合肌肉层、筋膜层及皮下组织，酒精消毒伤口皮肤，器械护士和巡回护士再次清点器械、敷料、针线，无误。用4-0带线针或5-0吸收线缝皮。
9. 切口包扎	切口盖无菌酒精纱布，用敷料包扎，引流管处用剪口纱布包扎胶布固定，必要时用绷带或宽胶布加压包扎

六、疝囊高位结扎手术配合

（1）适应证：婴幼儿斜疝。

（2）麻醉方式：静吸复合全身麻醉。

（3）手术体位：仰卧位。

（4）手术切口：腹直肌外缘处的皮肤自然皱襞处斜切口。

（5）手术用物：简疝包、电刀、10号刀片、4-0带线针、2-0带线针、一次性无菌手套、无菌小贴膜、医用胶水。

（6）手术步骤及配合：

手术步骤	手术配合
1. 常规消毒，铺中孔巾	递卵圆钳夹持活力碘消毒皮肤。

续表

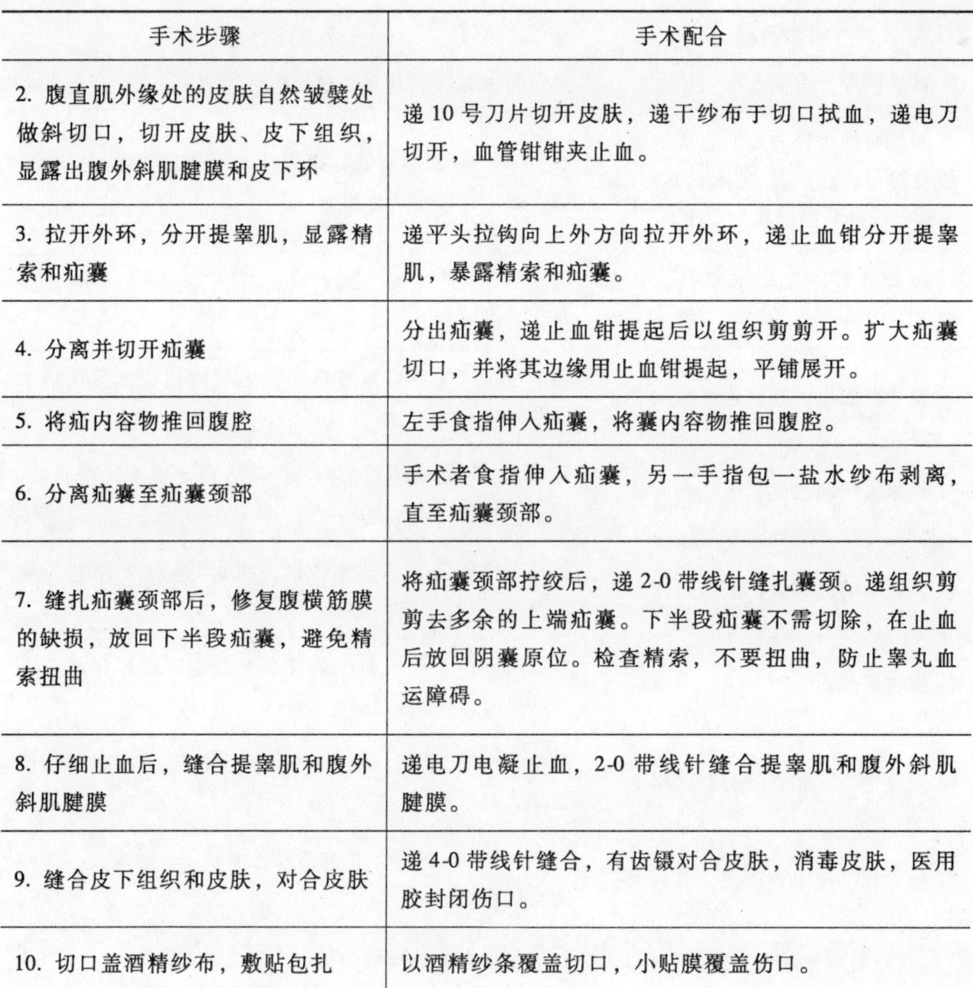

手术步骤	手术配合
2. 腹直肌外缘处的皮肤自然皱襞处做斜切口，切开皮肤、皮下组织，显露出腹外斜肌腱膜和皮下环	递10号刀片切开皮肤，递干纱布于切口拭血，递电刀切开，血管钳钳夹止血。
3. 拉开外环，分开提睾肌，显露精索和疝囊	递平头拉钩向上外方向拉开外环，递止血钳分开提睾肌，暴露精索和疝囊。
4. 分离并切开疝囊	分出疝囊，递止血钳提起后以组织剪剪开。扩大疝囊切口，并将其边缘用止血钳提起，平铺展开。
5. 将疝内容物推回腹腔	左手食指伸入疝囊，将囊内容物推回腹腔。
6. 分离疝囊至疝囊颈部	手术者食指伸入疝囊，另一手指包一盐水纱布剥离，直至疝囊颈部。
7. 缝扎疝囊颈部后，修复腹横筋膜的缺损，放回下半段疝囊，避免精索扭曲	将疝囊颈部拧绞后，递2-0带线针缝扎囊颈。递组织剪剪去多余的上端疝囊。下半段疝囊不需切除，在止血后放回阴囊原位。检查精索，不要扭曲，防止睾丸血运障碍。
8. 仔细止血后，缝合提睾肌和腹外斜肌腱膜	递电刀电凝止血，2-0带线针缝合提睾肌和腹外斜肌腱膜。
9. 缝合皮下组织和皮肤，对合皮肤	递4-0带线针缝合，有齿镊对合皮肤，消毒皮肤，医用胶封闭伤口。
10. 切口盖酒精纱布，敷贴包扎	以酒精纱条覆盖切口，小贴膜覆盖伤口。

七、鞘状突高位结扎术手术配合

（1）适应证：婴幼儿鞘膜粘液。

（2）麻醉方式：静吸复合全身麻醉。

（3）手术体位：仰卧位。

（4）手术切口：腹直肌斜切口。

（5）手术用物：简疝器械包、电刀、10号刀片、4-0带线针、2-0带线针、一次性无菌手套、无菌小贴膜、医用胶水。

（6）手术步骤及配合：

手术步骤	手术配合
1. 常规消毒，铺中孔巾	递卵圆钳夹持活力碘消毒皮肤。
2. 腹直肌外缘处的皮肤自然皱襞处做斜切口，切开皮肤、皮下组织，显露出腹外斜肌腱膜和皮下环。	递10号刀片切开皮肤，递干纱布于切口拭血，递电刀切开，血管钳钳夹止血。
3. 拉开外环，分开提睾肌，显露精索	递平头拉钩向上外方向拉开外环，递止血钳分开提睾肌，暴露精索。
4. 探查腹股沟，找出未闭鞘状突	递中弯钳从外环口提出精索，于前内侧精索旁找到未闭鞘状突。
5. 切断未闭鞘状突，缝扎止血	递组织剪切断未闭鞘状突，分离近端至腹膜外脂肪处，用2-0带线针缝扎止血。
6. 打开远端鞘膜囊，放出积液	打开远端鞘膜囊，放出积液，用4-0带线针结扎边缘止血。
7. 探查腹股沟	检查精索，不要扭曲，防止睾丸血运障碍；仔细检查鞘状突看是否结扎完全。
8. 缝合提睾肌和腹外斜肌腱膜	递电刀电凝止血，2-0带线针缝合提睾肌和腹外斜肌腱膜。
9. 缝合皮下组织和皮肤，对合皮肤	递4-0带线针缝合，有齿镊对合皮肤，消毒皮肤，医用胶封闭伤口。
10. 切口盖酒精纱布，敷贴包扎	以酒精纱条覆盖切口，小贴膜覆盖伤口。

第二节　腔镜手术配合

一、腹腔镜下疝囊高位结扎术

（1）适应证：婴幼儿斜疝。
（2）麻醉方式：气管插管全身麻醉。
（3）手术体位：仰卧位。
（4）手术切口：脐孔内下缘，左右两孔。

（5）常规用物：巾包、衣包、手套、简疝包、11号刀片、4号丝线、2-0抗菌可吸收线、3M透明膜、保护套。

（6）腹腔镜器械：气腹针1根、3.5mm鞘卡2套、疝气针1根、气腹管、30°镜头、分离钳、光纤。

（7）手术步骤及配合：

手术步骤	手术配合
1. 消毒皮肤	递组织钳夹活力碘棉球消毒皮肤。
2. 准备腹腔镜用物	连接、检查、调节腹腔镜摄像系统。
3. 做切口 （1）肚脐孔内下缘左右两侧切皮肤，分别做0.5cm切口	递11号刀片切开，干纱布1块拭血。
（2）建立气腹	提起脐孔周围腹壁组织，于脐孔切口插入气腹针，连接 CO_2 输入管，建立气腹后，取出气腹针。
（3）递3.5mm鞘卡穿刺套管插入	分别在肚脐孔内下缘左右两侧插入鞘卡。
（4）递镜头和分离钳分别放入两个鞘卡，检查双侧疝环口的情况，确认患侧疝囊内环口穿刺点	在病变疝内环口体表投影处做约0.2cm的微小切口。
（5）在腹腔镜监视下做疝气针切口后行疝囊高位结扎操作	经小切口刺入疝气针，针上带一根2-0抗菌吸收线，两头对齐，在腹膜外沿内环口的内半周腹膜进行分离直至内环口的一半时刺入腹腔，用分离钳将线从疝气针上取下置于腹腔内，然后退针经同一切口，同方法再次将带有1根2-0号双线的疝气针刺入，在腹膜外沿内环口的外半周进行分离，直至与第一针汇合时出针，以分离钳配合松开第二针钩上的线少许，使之成套圈状，分离钳经此套圈将第一次留置于腹腔内的线提起，然后退出疝气针，提拉第二缝线至腹腔外可将第一缝线完整环绕内环口一周，将线头和线尾打结，线结埋藏于皮下，用线剪剪断线头。行结扎时，取患侧高15°～30°体位。在打结时，应将阴囊内气体挤回腹腔，以免术后阴囊气肿，若双侧，同方法进行操作。

续表

手术步骤	手术配合
4. 彻底检查手术野。	有无出血及损伤，缝合时注意避开血管、精索及输尿管，清点器械物品数目。
5. 放出腹腔内 CO_2 气体，拔出穿刺套管，取回内镜及器械，关闭电源、气腹	
6. 伤口处理	用活力碘消毒脐部伤口及疝气针伤口，用干纱布拭干，递有齿镊及医用胶，贴合伤口。用 3M 透明敷贴粘贴伤口

二、腹腔镜阑尾切除术

（1）适应证：急慢性阑尾炎。

（2）麻醉方式：气管插管全身麻醉。

（3）体位：仰卧位。

（4）手术切口：腹腔镜切口。

（5）用物准备：阑尾器械包、11 号刀片，2-0 及 4-0 带线针、3M 透明膜、手套、巾包、衣包。

腹腔镜器械：气腹针、阑尾鞘卡一套、光纤、气腹管、5.5mm（30°）镜头、3M 透明膜、保护套、分离钳、肠钳各一把、超声刀、圈套器。

（6）手术步骤及配合：

手术步骤	手术配合
1. 消毒皮肤	递组织钳夹活力碘消毒皮肤
2. 准备腹腔镜用物	连接、检查、调节腹腔镜摄像系统。
3. 做切口	
（1）经脐下做气腹穿针	递 2 把布巾钳提起腹壁，将气腹压力参数调至 8 ~ 10mmHg。气腹成功后，经脐下环形切开皮肤约 1cm，置入 5mm 鞘卡套管，此管插入 30°镜头，使用前用活力碘棉球擦拭镜头，用干纱布蘸干后使用。

续表

手术步骤	手术配合
(2) 于左，右侧麦氏点分别置入10mm鞘卡，5mm鞘卡	两套鞘卡分别置入超声刀、肠钳，探查腹腔，超声刀参数调至“2”使用。
4. 分离钳辅助下提起阑尾，以超声刀常规处理阑尾系膜	处理完毕后，于10mm鞘卡处套入转换套管，将圈套器从转换套筒内进入腹腔，距阑尾根部0.5cm处圈套，结扎阑尾，拿出肠钳，置入剪刀，剪断结扎线。圈套器拿出后，置入超声刀，切断阑尾。将阑尾残端用超声刀处理后，分离钳连同转好套筒置入10mm鞘卡内，将切除的阑尾用分离钳套入转换套筒内一同从10mm鞘卡处提出。必要时，将分离钳夹住活力碘纱条套入转换套筒，处理阑尾残端。
5. 清点器械，纱布，缝针无误后，放出残气，拔出鞘卡，关闭各仪器	
6. 伤口处理	用2-0号带线针缝合腹膜、肌层、皮下组织，缝合后用医用胶粘合伤口。用3M透明膜敷贴伤口，脐部伤口用酒精纱布垫于伤口上，再贴透明敷贴。
7. 用后将所有腹腔镜器械用专用溶酶泡后，洗净，擦干低温灭菌后备用	

三、腹腔镜下胆总管囊肿切除术

（1）适应证：新生儿及婴儿先天性胆总管囊肿扩张症。

（2）麻醉方式：气管插管全身麻醉。

（3）手术体位：仰卧位，腰部垫高。

（4）手术切口：腹腔镜切口。

（5）用物：50ml，10ml注射器以及巾、衣包。

器械用物：探查包、钛夹及钛夹钳、电凝钩、腹腔镜器械、超声刀。

一次性用物：一次性无菌保护套3个、小敷贴4～5个、0号丝线、1号丝线、4号丝线、7号丝线、11号刀片、8×24三角针、2-0可吸收线1根、2-0，0带线针、引流管、尿袋、导尿包。

（6）手术步骤及配合：

手术步骤	手术配合
1. 消毒皮肤	递活力碘消毒皮肤，连接、检查、调节腹腔镜摄像系统及二氧化碳气腹系统和电切割系统。
2. 做第一切口，置入鞘卡	递布巾钳 2 把，提起肚脐，活力碘消毒后用 11 号刀片切开，将 10mm 鞘卡置入腹腔，取出套管管芯，用 7 号线（8×24 三角针）固定鞘卡，置入腹腔镜，打开气腹，压力 8～10mmHg。
3. 在内镜监视下分别做右上腹腋前线肋缘下、右中腹直肌外缘和左上腹直肌外缘切口	递 11 号刀片切开，递 3 个 5mm 鞘卡并用 7 号线固定。
4. 在内镜监视下对肝脏进行悬吊	递 2-0 可吸收线进行肝脏悬吊后递 2 把蚊式钳进行固定。
5. 胆总管囊肿穿刺，是否有胆汁	递 10ml 注射器。
6. 分离切除胆囊，切开胆总管探查肝总管、胆囊管开口及通向十二指肠的开口，逐层切除扩张的胆总管囊壁，切除游离的胆囊、胆囊管	递 3mm 分离钳、电凝钩分离胆总管、胆囊，递 4 号丝线结扎（10cm 长）。
7. 将空肠由肚脐处拖出，将近端空肠与远端空肠进行原位端吻合	递蚊式钳分离肠系膜分支血管，1 号丝线结扎。递肠钳 2 把夹肠管两端，电刀切断。递活力碘消毒，递 5-0 可吸收线缝合。
8. 将空肠放入腹腔内与胆肠进行缝合。	递 10mm 鞘卡，用 7 号丝线（8×24 三角针）固定。递 5-0 可吸收线留 10cm 左右长度对胆肠进行缝合。
9. 探查腹腔	用腹腔镜检查腹腔内有无出血、肠扭转等情况。
10. 冲洗腹腔，吸净液体，放置引流管	递 50ml 注射器抽无菌生理盐水冲洗腹腔。递腹腔引流管并递 2-0 带针丝线固定引流管。
11. 放出腹腔二氧化碳气体，取出鞘卡	清点物品数目。
12. 缝合切口，覆盖伤口	递活力碘消毒切口后，用 2-0 带线针缝合腹膜，对合皮肤涂医用胶水，贴敷贴覆盖切口

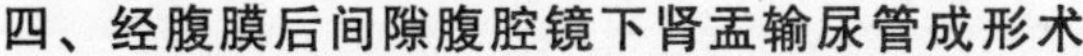

四、经腹膜后间隙腹腔镜下肾盂输尿管成形术

（1）适应证：婴幼儿肾积水、输尿管狭窄。

（2）麻醉方式：气管插管全身麻醉。

（3）手术体位：侧卧位，升高腰桥。

（4）手术切口：腹腔镜切口。

（5）手术用物：球囊扩张器、双 J 管、超声刀、探查包、手术巾包、衣包、腹腔镜器械包、7 号丝线、2-0 带线针、11 号刀片、8×24 三角针、引流器、导尿包、引流袋、小敷贴 4～5 个。

（6）一次性用物准备：同腹腔镜胆总管囊肿切除术用物。

（7）手术步骤及配合：

手术步骤	手术配合
1. 常规消毒皮肤，铺巾导尿，夹尿管	递活力碘棉球消毒皮肤，连接、检查、调节腹腔镜摄像系统以及二氧化碳气腹系统和电凝切割系统。
2. 取 12 肋下方腋后线纵行	递 11 号刀切开，蚊式钳 1 把，干纱垫 1 块拭血。
3. 钝性分离肌层至腹膜后间隙	递 16 号血管钳撑开，递甲状腺拉钩牵开切口。
4. 置入球囊扩张器，撑开腹膜后间隙，建立腹膜后间隙	递球囊扩张器内注入 300～500ml 空气，保持 3～5 分钟的压迫止血，然后取出球囊扩张器。
5. 用食指在肾周筋膜外下分离，并在食指引导下于腋中线，腋前线与髂前上棘交界处皮肤做 5cm 横行切口，分别置入 10mm 鞘卡	递鞘卡并递 7 号丝线（8×24 三角针）固定鞘卡，分别置入分离钳、超声刀、镜头。
6. 在内镜监视下钝性分离肾周脂肪，暴露肾下极及输尿管连接处。分离肾盂输尿管狭窄部位，V 形剪开肾盂下极，输尿管纵行剪开 1cm	递分离钳、超声刀游离肾周脂肪，递剪刀 V 形剪开肾下极及输尿管。将狭窄段切除，取出组织保存并送病理检查。
7. 肾盏与输尿管末端缝合并放置双 J 管支架引流	递针持、5-0 可吸收线长度约 20cm 置于针持上。连续缝合肾盂和输尿管并留一小口，置入双 J 管，再次进行缝合，并检查有无活动性出血。

续表

手术步骤	手术配合
8. 内镜下检查手术野，冲洗腹膜后腔，吸净液体，放置引流管	递生理盐水冲洗，递吸引器吸头吸净液体，递引流管并递2-0号带线针固定引流管。
9. 放出腹膜后腔二氧化碳气体，取出鞘卡	清点物品数目。
10. 缝合切口，覆盖伤口	递活力碘棉球消毒皮肤，递2-0号带线针缝合各肌层，对合皮肤，涂生物胶水，覆盖敷料。

五、腹腔镜下宫外孕开窗取胚术

（1）适应证：宫外孕。

（2）麻醉方式：气管插管全身麻醉。

（3）手术体位：仰卧位。

（4）手术切口：腹腔镜切口。

（5）器械用物：剖宫产包、腹腔镜器械、单极电凝装置、双极电凝装置、腹腔镜吸引器头、冲洗装置、手术巾包、衣包。

一次性用物：一次性无菌保护套5个、小敷贴3~4个、11号刀片、5ml和10ml注射器各1副、3-0带线针（三角针）。

（6）显示器分别装置于手术床尾两侧，连接好工作站。

（7）手术步骤及配合：

手术步骤	手术配合
1. 消毒皮肤	递活力碘消毒皮肤，连接、检查、调节腹腔镜摄像系统和二氧化碳气腹系统及电切割系统。
2. 做第一切口，置入鞘卡	递布巾钳2把，提起肚脐，用11号刀片在脐下1cm处切开，将气腹针置入腹腔，用装有生理盐水的10ml注射器确定进入腹腔后，连接气腹管，打开气腹，压力10~14mmHg；拔出气腹针再递10mm鞘卡置入腹腔，取出套管管芯，置入腹腔镜，压力8~10mmHg。
3. 在内镜监视下分别做左、右侧腹部切口	递11号刀片切开皮肤，分别递5mm鞘卡和10mm鞘卡。

续表

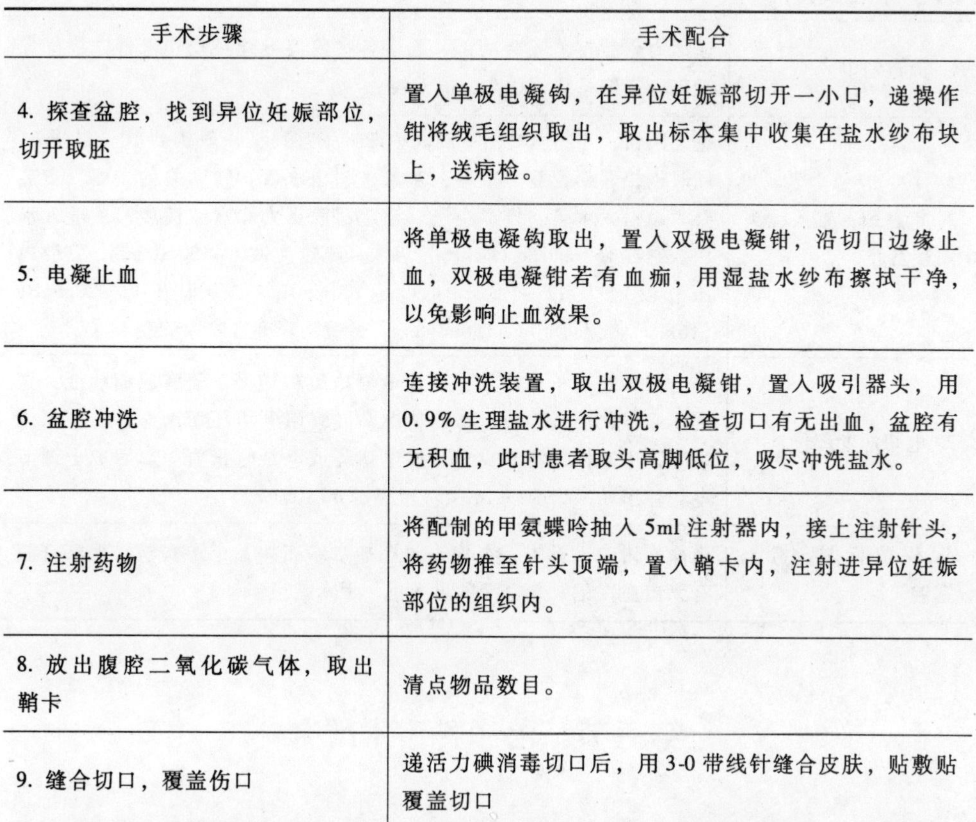

手术步骤	手术配合
4. 探查盆腔，找到异位妊娠部位，切开取胚	置入单极电凝钩，在异位妊娠部切开一小口，递操作钳将绒毛组织取出，取出标本集中收集在盐水纱布块上，送病检。
5. 电凝止血	将单极电凝钩取出，置入双极电凝钳，沿切口边缘止血，双极电凝钳若有血痂，用湿盐水纱布擦拭干净，以免影响止血效果。
6. 盆腔冲洗	连接冲洗装置，取出双极电凝钳，置入吸引器头，用0.9%生理盐水进行冲洗，检查切口有无出血，盆腔有无积血，此时患者取头高脚低位，吸尽冲洗盐水。
7. 注射药物	将配制的甲氨蝶呤抽入5ml注射器内，接上注射针头，将药物推至针头顶端，置入鞘卡内，注射进异位妊娠部位的组织内。
8. 放出腹腔二氧化碳气体，取出鞘卡	清点物品数目。
9. 缝合切口，覆盖伤口	递活力碘消毒切口后，用3-0带线针缝合皮肤，贴敷贴覆盖切口

六、宫腔镜下电切术

（1）适应证：宫腔粘连，宫腔畸形，子宫肌瘤，子宫息肉。

（2）麻醉方式：硬膜外阻滞麻醉，蛛网膜下腔阻滞麻醉。

（3）手术体位：膀胱结石位。

（4）器械用物：宫腔镜器械包、妇科刮治包（扩宫棒、窥阴器、子宫探针、子宫刮匙、宫颈钳）、硬管型宫腔镜及附件（电切环、电切钩、电凝球、输入水管、输出水管、电烧导线）、宫腔镜器械（操作剪、异物钳、活检钳、取环钳等）、双极电凝装置、腹腔镜吸引器、冲洗装置、膨宫仪（膨宫液为5%葡萄糖）。

（5）一次性用物：一次性无菌保护套3个。

（6）显示器放置于手术床头。

（7）手术步骤及配合：

手术步骤	手术配合
1. 消毒铺巾	递活力碘纱布消毒会阴部，连接各种仪器导线及操作部件，接好导光束、摄像系统、镜头、电刀线。
2. 扩宫颈，置入镜头观察宫腔	递窥阴器，用扩宫棒由小到大逐渐扩张宫颈（一般扩到 10～11 号），同时连接好膨宫管道、输入水管、输出水管，转动泵的卡匝，安装要紧贴输入水管。排尽空气。设定宫腔压力和水流速度，一般入水压控制在 150mmHg（20kPa）以内，流速为 200～400ml/min，宫腔内压力设定为 12～13kPa（90～100mmHg），预设压力 120mmHg（16kPa），流量 100～150ml/min，递镜头观察宫腔内病变。
3. 电切病变部位	递电切环电切子宫内膜，后递电凝球熨烫切面。子宫肌瘤病变，先观察瘤体大小、部位、蒂的情况，再应用电切环切削瘤体，将瘤体切碎，用操作钳将其夹出，递电切环或电凝球止血。巡回护士调节电切输出功率为 60～100W，电凝为 40～60W。
4. 保留标本，检查宫腔	递操作钳取出标本，集中收集在盐水纱布块上，送病检。观察宫腔有无出血，记录膨宫液的出入量，手术结束。

第三节　泌尿科手术配合

一、经膀胱输尿管切口取石术

（1）适应证：输尿管近膀胱壁间段结石。

（2）麻醉方式：气管插管全身麻醉，硬膜外阻滞麻醉。

（3）手术体位：仰卧位。

（4）手术切口：腹部横切口或正中切口。

（5）手术用物：手术衣、巾、剖腹探查包、15 号刀片、2-0 号丝线、2-0 号带线针、0 号带线针、5-0 可吸收线、2-0 可吸收线、膀胱取石钳、6F 输尿管导管、导尿包、一次性尿袋、电刀笔。

（6）手术步骤及配合：

手术步骤	手术配合
1. 术野贴手术薄膜	递手术薄膜，干纱垫一块协助贴膜。

续表

手术步骤	手术配合
2. 由耻骨联合上缘沿下腹中线向上达脐下或绕脐达上腹部切开皮肤、皮下组织	递干纱垫 2 块于切口拭血，电刀切开，直钳钳夹止血。
3. 切开腹白线，显露膀胱前脂肪及腹膜	递甲状腺拉钩牵开术野，组织剪剪开，湿纱布垫钝性分离即可显露。
4. 向上推开膀胱脂肪组织及膀胱顶部腹膜反折，显露膀胱前壁	递湿纱垫包裹手指分离、S 拉钩牵开即可显露。
5. 切开膀胱前壁	递组织钳钳夹膀胱，中弯钳撑开膀胱，2-0 号丝线结扎止血。
6. 膀胱后壁一侧、输尿管结石表面缝支持线，于缝线间切开	递长镊，0 号丝线缝合，直蚊式钳牵引，15 号刀切开膀胱。
7. 游离输尿管，夹持结石上方输尿管，并切开、取石	递中弯钳游离，阑尾钳夹持固定结石，神经剥离子分离结石粘连处，递取石钳取石。
8. 冲洗输尿管	递长镊夹持 6F 输尿管导管插入肾盂及膀胱，注射器抽吸生理盐水反复冲洗。
9. 缝合输尿管	递长镊，圆针 5-0 可吸收线间断缝合。
10. 缝合膀胱	递长镊，圆针 2-0 可吸收线连续缝合。
11. 缝合切口	递生理盐水冲洗，清点物品数目后递中弯钳协助置引流管，递无齿镊，7 号、4 号带线针，逐层缝合，用 5-0 可吸收线皮内缝合皮肤。
12. 覆盖伤口	递活力碘棉球消毒皮肤，对合皮肤，涂生物胶水，覆盖敷料

二、离断式肾盂输尿管成形术

（1）适应证：肾积水。

（2）麻醉方式：气管插管全身麻醉。

（3）手术体位：平卧位。

（4）手术切口：患侧肾区上腹部横切口。

（5）手术用物：手术衣、巾、剖腹探查包、15 号刀片、10 号刀片、10ml 注射器、50ml 注射器、亚甲蓝、5-0 可吸收线、6-0 可吸收线、3-0 丝线、4-12 圆针、2-0 可吸收线、4-0 带线针、2-0 带线针、导尿包、6 号 8 号硅胶支架管、橡皮引流管、双腔球囊管、电刀笔。

（6）手术步骤及配合：

手术步骤	手术配合
1. 术野贴手术皮膜	递手术薄膜，干纱垫 1 块，协助贴膜。
2. 由 11 肋骨头向内达脐上 2 横指切开皮肤、皮下组织	递有尾开腹垫于上腹部横切口两侧，递 10 号刀片，递电刀。
3. 横切开腹外斜肌、腹内斜肌，剪开腹直肌前鞘	递电刀，递组织剪，弯血管钳钳夹止血。
4. 顺肌纹切开腹直肌、腹横筋膜，推开腹膜外脂肪、腹膜及肾周筋膜	递电刀，递甲状腺拉钩，递湿开腹垫。
5. 牵开腹直肌，横切腹直肌后鞘、肾周筋膜，牵开腹膜，显露肾区	递电刀，递小 S 拉钩。
6. 分离出扩张肾盂，提出输尿管，分别在输尿管上段、外侧、肾上下极肾盂做牵引及标记线	递 10ml 注射器做扩张肾盂穿刺，并递吸引器抽吸肾内积液，递 8 号硅胶导尿管穿过并提起输尿管，递直纹钳牵引导尿管末端，再递 4×12 圆针、3-0 丝线做牵引及标记线。
7. 切除无蠕动功能的输尿管狭窄段，并做修剪，将 6 号硅胶支架管插入输尿管内做支架保留	递小剪刀、尖嘴镊切除，递 6 号硅胶支架管。
8. 注亚甲蓝于输尿管支架管内，检查输尿管是否通畅	用 50ml 注射器抽取 49ml 生理盐水＋亚甲蓝 1ml，巡回护士观察尿液颜色及量的情况如尿袋有蓝色尿液，即可证实输尿管通畅。
9. 证实输尿管通畅后再次行输尿管膀胱冲洗	递 50ml 注射器抽取 30ml 生理盐水冲洗。
10. 修剪肾盂，保留肾盂最下方肾盂舌状瓣，将此舌状瓣和纵行切开的上段输尿管缝合	递小剪刀、尖嘴镊，递 6-0 可吸收线缝合。

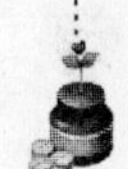

续表

手术步骤	手术配合
11. 缝合肾盂，行肾盂造瘘	递5-0可吸收线缝合肾盂，递双腔球囊管行肾盂造瘘。
12. 行肾窝引流	递橡皮引流管。
13. 分别固定引流管	递有齿镊，递2-0带线针分别固定引流管。
14. 缝合切口（1）缝合各层肌肉及腹膜（2）缝合皮下组织（3）缝合皮肤（4）对和皮肤	清点物品数目，递无齿镊、2-0可吸收线缝合腹膜及各肌层。 递海绵钳夹持活力碘纱布消毒皮肤，递有齿镊、4-0带线针间断缝合，再次清点物品数目，递有齿镊5-0可吸收线缝合。 递有齿镊两把。
15. 覆盖切口	递海绵钳夹活力碘棉球消毒皮肤，递纱布敷料覆盖。

三、尿道成形术

（1）适应证：尿道下裂。

（2）麻醉方式：骶管阻滞复合基础麻醉。

（3）手术体位：仰卧位。

（4）手术切口：阴茎切口。

（5）手术用物：尿道成形包、巾包、衣包、尿管、4×12圆针0号丝线、11号刀片、6-0可吸收线、5-0可吸收线、6号或8号硅胶导尿管、电刀笔。

（6）手术步骤及配合：

手术步骤	手术配合
1. 麻醉后常规消毒，铺巾	递海绵钳夹持活力碘棉球，递无菌治疗巾。
2. 龟头处做牵引尿道	递4×12圆针0号丝线缝合龟头，递蚊式钳做牵引。
3. 切开阴茎皮肤，牵开两侧皮肤，切开阴茎筋膜，形成包皮岛	递11号刀片，递小剪刀，递8号硅胶导尿管。
4. 缝合粘膜，包绕硅胶导管	递6-0可吸收线缝合。

续表

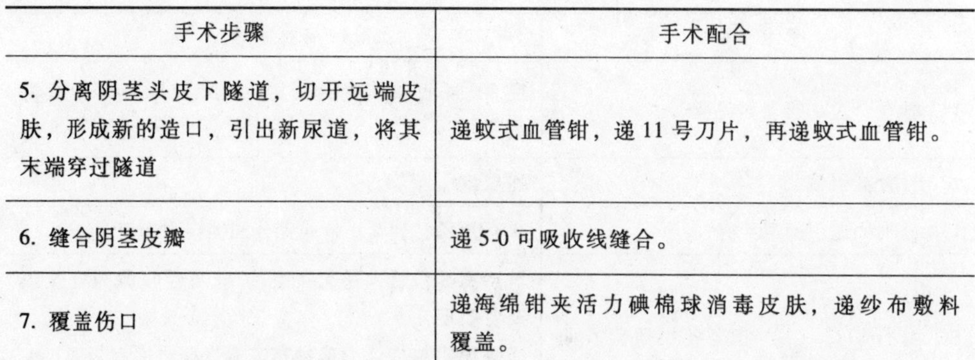

手术步骤	手术配合
5. 分离阴茎头皮下隧道，切开远端皮肤，形成新的造口，引出新尿道，将其末端穿过隧道	递蚊式血管钳，递 11 号刀片，再递蚊式血管钳。
6. 缝合阴茎皮瓣	递 5-0 可吸收线缝合。
7. 覆盖伤口	递海绵钳夹活力碘棉球消毒皮肤，递纱布敷料覆盖。

四、睾丸下降固定术

（1）适应证：隐睾或睾丸下降不全。

（2）麻醉方式：骶管阻滞复合基础麻醉。

（3）手术体位：仰卧位，双腿稍分开。

（4）手术切口：腹股沟皮纹横切口。

（5）手术用物：充气器械包、巾包、衣包、10 号刀片、15 号刀片、2-0 丝线、2-0 带线针、5-0 可吸收线、电刀笔。

（6）手术步骤及配合：

手术步骤	手术配合
1. 横行切开腹股沟皮肤、皮下，显露腹股沟管前壁	递有齿镊，10 号刀切开，弯蚊式钳协助。
2. 切开腹外斜肌腱膜，显露睾丸	递甲状腺拉钩、电刀、弯蚊式钳协助。
3. 切开睾丸表面疝囊，切开睾丸系膜	递无齿镊，弯蚊式钳提起两侧，组织剪剪开。
4. 分离疝囊与精索。	递弯蚊式血管钳 3 把提起牵开睾丸系膜，中弯分离，递组织剪剪断，2-0 号丝线结扎止血。
5. 横断疝囊，结扎疝囊颈部。	递组织剪剪开，2-0 号带线针荷包缝合疝囊颈部。

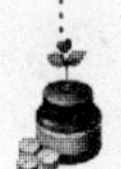

续表

手术步骤	手术配合
6. 剪开精索外侧韧带及结缔组织，松解，游离精索	递小甲状腺拉钩牵拉暴露，递弯蚊式血管钳，无齿镊子协助。
7. 沿腹壁筋膜深面分离至阴囊最低处	徒手分离。
8. 阴囊做一个小切口，分离阴囊皮肤与内膜间隙，形成内膜外囊袋	递15号刀切开，递无齿镊2把牵拉切口两侧后，递弯蚊式血管钳分离囊袋。
9. 撑开内膜，做阴囊壁切口	递电刀做切开后递中弯血管钳引导睾丸。
10. 缝合内膜、阴囊壁切口	递无齿镊2把，5-0可吸收线缝合。
11. 缝合腹股沟管	递2-0号带线针缝合。
12. 缝合、覆盖切开	递5-0可吸收线做皮内缝合后，用酒精小纱布垫于伤口，再用3M透明膜敷贴伤口。

五、肾切除术

（1）适应证：肾功能丧失。

（2）麻醉方式：气管插管全身麻醉。

（3）手术体位：侧卧位，升腰桥。

（4）手术切口：11肋间切口或12肋间切口。

（5）手术用物：探查包、15号刀片、2-0、0号丝线、2-0可吸收线、4-0带线针、电刀笔、巾包、衣包、尿管包棉及引流管、引流袋。

（6）手术步骤及配合：

手术步骤	手术配合
1. 术野贴手术薄膜	递手术薄膜，干纱垫1块协助贴膜。
2. 由11肋间前段向前方做一斜切口至腹直肌外缘，切开皮肤、皮下组织	递干纱垫2块于切口拭血，递电刀切开，直钳钳夹止血。
3. 切开背阔肌、腹外斜肌，显露12肋尖	递甲状腺拉钩牵开，电刀切开，湿纱垫拭血。

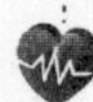

续表

手术步骤	手术配合
4. 切开腰背筋膜及肋间组织	递15号刀片切开。
5. 推开肾周筋膜、腹横筋膜、腹膜，显露胸膜反折，切断部分膈肌脚，显露肾周脂肪组织	递湿纱垫，钝性分离，组织剪剪开，递电刀切开，用手指伸入腹肌下边推开腹膜，腹膜外脂肪边切开，S拉钩牵开即可。
6. 切开肾周筋膜，分离脂肪囊，显露肾脏	递10号刀切开，中弯钳分离，2-0丝线结扎止血。
7. 充分游离肾脏，切除其周围粘连组织	递胸腔自动牵开器，S拉钩显露术野，递长弯钳分离，组织剪间断，2-0号丝线结扎。
8. 显露，提起输尿管	递直角钳分离，中弯钳夹持8号硅胶导尿管穿过并提起输尿管，直蚊式牵引尿管末端。
9. 向其远端游离输尿管并切断结扎	递中弯钳，梅式剪锐性分离，递2把中弯钳钳夹末端输尿管，15号刀切断，0号丝线结扎。
10. 分离肾蒂周围组织，集束切断肾蒂血管并结扎	递直角钳，长弯钳分离，钳夹，梅氏剪剪断，2-0丝线结扎止血，递肾蒂钳3把钳夹肾蒂血管，15号刀切开，0号及2-0号丝线双重结扎或缝扎。
11. 清理肾周不佳创面组织	递长镊，梅式剪修理，2-0号丝线结扎止血。
12. 缝合切口 （1）冲洗切口 （2）切口处放置多孔引流管 （3）缝合各肌层 （4）缝合皮下组织 （5）缝合皮肤 （6）对合皮肤	 递生理盐水冲洗，清点物品数目。 递中弯血管钳置入引流管，2-0带线针固定。 递有齿镊、2-0可吸收线缝合。 递海绵钳夹持活力碘纱球消毒皮肤，递有齿镊，2-0带线针间断缝合，再次清点物品和数目。 递有齿镊，4-0带线针缝合。 递有齿镊2把。
13. 覆盖伤口	递海绵钳夹活力碘棉球消毒皮肤，递纱布敷料覆盖。

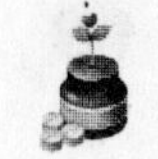

第四节　眼科手术配合

一、白内障晶体现代囊外摘除术

（1）适应证：先天性白内障。

（2）麻醉方式：气管插管全身麻醉。

（3）手术体位：平卧位。

①患者仰卧与手术床上，肩下垫软垫。

②双上肢自然放于身体两侧，可用中单或约束带固定。

③双下肢伸直，膝下垫软垫，约束带固定膝部，松紧适宜。

（4）术前准备：扩瞳、穿刺静脉留置针，备齐手术物品，保证手术中使用物品的齐全。根据眼科手术的特点，要求室内的光线比较暗淡，这样手术中光线比较容易集中，便于窥视手术野。协助医生消毒眼部周围皮肤，放置器械托盘，穿手术衣，对好灯光，调节坐凳于合适高度。

（5）手术器械：显微镜、斜视器械包、白内障特殊器械、1ml 注射器 2～3 副、5ml 注射器 1 副、自制截囊针 4×12 圆针、1/0 丝线。

（6）手术用药：庆大霉素、盐酸肾上腺素、地塞米松

（7）手术步骤及配合：

手术步骤	手术配合
1. 消毒铺巾，协助患者抬头，治疗巾包裹头部，布巾钳固定	
2. 开睑器撑开患眼上、下眼睑，双眼滴 1% 盐酸肾上腺素 2 滴，显微镜下观察	递开睑器、备盐酸肾上腺素、给 1ml 注射器。
3. 有齿镊夹住上直肌肌止端，4×12 圆针 1/0 丝线贯穿上直肌止端稍后方肌腱与巩膜之间缝牵引线一针，将眼球处于下转位，蚊式钳固定	递眼科齿镊，4×12 圆针穿 1/0 丝线，递蚊式钳。
4. 做 11-12 点角巩膜缘板层切口，5ml 注射器针头于切口处刺入前房，房水缓缓流出	
5. 用自制截囊针，从穿刺孔进入前房，针尖向下以切口为支点向心性密集点刺行开罐式截囊	递 1ml 注射器，针头改制为套囊针。
6. 双管注吸针头伸入前房，一边注水一边吸出皮质，使瞳孔通光区透明	

续表

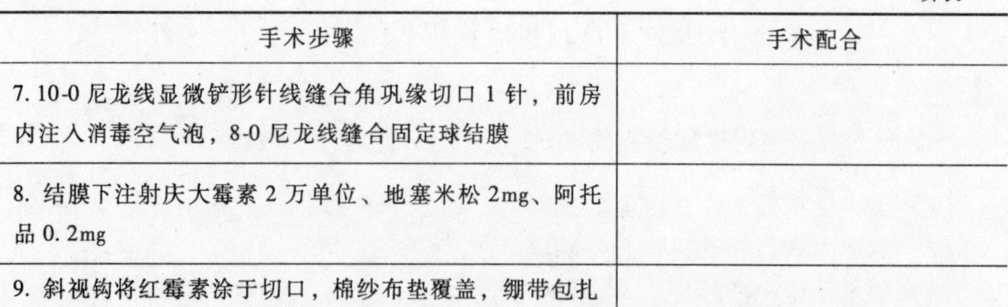

手术步骤	手术配合
7. 10-0 尼龙线显微铲形针线缝合角巩缘切口 1 针，前房内注入消毒空气泡，8-0 尼龙线缝合固定球结膜	
8. 结膜下注射庆大霉素 2 万单位、地塞米松 2mg、阿托品 0. 2mg	
9. 斜视钩将红霉素涂于切口，棉纱布垫覆盖，绷带包扎	

六、上睑下垂额肌硅胶悬吊

（1）适应证：先天性上睑下垂。

（2）麻醉方式：气管插管全身麻醉。

（3）手术体位：平卧位。

①患者仰卧于手术床上，肩下垫软垫。

②双上肢自然放于身体两侧，可用中单或约束带固定。

③双下肢伸直，膝下垫软垫，约束带固定膝部，松紧适宜。

（4）手术器械：同斜视器械包，另加眼睑板、大持针器、钢尺一把、甲紫，硅胶条（硅胶型号：环扎带 240+270，规格 2. 5×0. 6×120）纵行剪开成等宽的两条，以及特殊微掰直硅胶悬吊针、4/0 爱惜康带线针、3×6 圆针、三角针、8×14（1/2）胖圆针，0 号、3/0、5/0 丝线、7/0 双头 poling 线、11 号刀片，1ml、2ml 注射器各一副。

（5）药物：红霉素软膏、盐酸肾上腺素、普鲁卡因肾上腺素。

（6）手术步骤及配合：

手术步骤	手术配合
1. 常规消毒铺巾，暴露术眼，用甲紫从内至外 4. 5 ~ 5mm 处做三个标志点，画术眼上重睑线，距眉上 1cm 处画两处长约 1cm 预切皮肤切口指示线	递龙胆紫液，1ml 注射器，拆线，另递 1ml 注射器一副抽吸普鲁卡因肾上腺素液，注入画线处皮下。
2. 于术眼上重睑处切开皮肤，去除睑板前宽约 2mm 的一窄条眼轮匝肌，剪开眶隔去除少许疝出脂肪	给尖刀片、红霉素眼膏、睑板垫、睑板垫蘸取眼膏，伸入穹窿部保护眼球，递眼科剪，协助压迫止血。
3. 在距眉上两处预切指示线处切开皮肤，深达骨膜。	备大量纱布，压迫止血用。

续表

手术步骤	手术配合
4. 将1/2宽硅胶条穿硅胶悬吊针自眼轮匝肌和睑板间，向上穿入至眉上切口处穿出，各形成2对V形硅胶条，其低端用3×6圆针穿3-0丝线缝合固定于睑板中上1/3交界处，提拉额部硅胶条尾端，见上睑重睑良好，上睑缘达角膜上缘，将尾端用4-0爱情康带线针或者1/2弯圆针穿“0”号丝线固定缝合于相应额肌上，用三角针3×6 5-0丝线或5-0尼龙线间断缝合，关闭上睑皮肤切口，连续缝合眉上切口	备消毒硅胶条、3×6圆针、3/0丝线、4/0爱惜康带线针、1/2弯圆针、3×6三角针、5/0丝线。术毕，术眼涂大量红霉素眼膏，上提下睑护眼线，敷料包盖，加盖湿房。术眼加压包扎。

二、眼迷芽瘤切除术

（1）适应证：眼科迷芽瘤。

（2）麻醉方式：气管插管全身麻醉。

（3）手术体位：仰卧位。

（4）手术器械：眼科斜视包、圆针4×12、5×14、3-0团线、7/0双头poling针、盐酸肾上腺素、红霉素眼膏、11号刀片、5ml、1ml注射器各一副。

（5）手术步骤及配合：

手术步骤	手术配合
1. 开睑	递开睑器撑开上、下眼睑。
2. 普鲁卡因肾上腺素注射于球结膜下与迷芽瘤之间，使之分离（止血作用）	递5ml、1ml注射器，以及普鲁卡因肾上腺素。
3. 牵引角巩缘球结膜	递结膜有齿镊，圆针4×12或5×14、3-0团线缝牵引，蚊式钳做牵引。
4. 剪开球结膜	递眼科镊，眼科剪剪开结膜，棉棒拭血。
5. 分离瘤体	递结膜剪剥离，剪除。
6. 切除瘤体及部分结膜	递结膜有齿镊夹持瘤体，结膜剪剪除。
7. 缝合结膜囊	递眼科镊，7/0双头poling针缝合。
8. 覆盖切口	递红霉素眼膏涂于切口，眼垫，纱布覆盖，胶布固定。

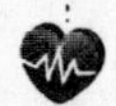

三、睑内翻矫正术（切开法）

（1）适应证：较为严重的先天性睑内翻或轻度瘢痕性睑内翻。

（2）麻醉方式：气管插管全身麻醉。

（3）手术体位：仰卧位。

（4）手术器械：斜视包、睑板垫、1ml 注射器 2 个、11 号刀片、7/0 双头 poling 线、4×12 三角针、0 号团线。

（5）手术用药：红霉素眼膏、普鲁卡因肾上腺素、甲紫。

（6）手术步骤及配合：

手术步骤	手术配合
1. 于穹窿部放睑板垫，保护角膜	递睑板垫插入，垫起眼睑。
2. 距睑缘 3mm，与睑缘平行处并延长到内、外眦角切开皮肤和皮下组织	递 11 号刀，切开皮肤，生理盐水棉棒拭血。
3. 剥离、显露眼轮匝肌	递结膜有齿镊提夹切缘，结膜剪做创缘内上、下剥离显露眼轮匝肌，生理盐水棉棒拭血。
4. 切除一窄条眼轮匝肌纤维	递结膜有齿镊提夹眼轮匝肌纤维一侧，结膜剪剪出一窄条，生理盐水棉棒拭血。
5. 削薄睑板	结膜有齿镊提夹睑板，11 号刀将弯厚的睑板削薄至正常睑板厚度。
6. 缝合皮肤	递眼科有齿镊、三角针 4×12、团线 0 号线缝合，弯纹钳先结扎中央缝线，然后再各加逢一针，扎紧，剪刀剪除缝线。
7. 覆盖伤口	红霉素眼膏涂于术眼内，眼垫纱布覆盖，胶布固定

四、角膜裂伤缝合术

（1）适应证：角膜裂伤。

（2）麻醉方式：气管插管+静吸复合全麻。

（3）手术体位：仰卧位。

（4）手术器械：斜视包、1ml 及 5ml 注射器各 1 个、10-0 尼龙线、圆针 4×12，3-0 号或 0 号丝线。

（5）手术用药：庆大霉素、地塞米松、红霉素眼膏。

（6）手术步骤及配合：

手术步骤	手术配合
1. 开睑	递开睑器撑开上、下眼睑。
2. 牵引直肌	递结膜有齿镊提夹直肌，圆针 4×12、3-0 号或 0 号丝线做一牵引线固定于辅料上。
3. 注入粘弹物质，使前房加深	递注射器抽吸透明质酸钠从切口处注入。
4. 缝合角膜裂伤创面	递角膜镊，10-0 尼龙线缝合。
5. 覆盖切口	递 5ml 注射器抽吸庆大霉素 4 万 u+地塞米松 5mg 半球注射；递红霉素眼膏涂于切口上，眼垫、纱布覆盖，绷带包扎

五、内或外直肌徙后术

（1）适应证：内直肌徙后术：病眼内直肌强或外直肌弱或另眼外斜肌弱的内斜视。外直肌徙后术：病眼外直肌强或内直肌弱或另眼内斜肌弱的外斜视。

（2）麻醉方式：气管插管全身麻醉。

（3）手术体位：仰卧位。

（4）手术器械：斜视包、1ml 和 5ml 注射器各 1 个、4×12 圆针、三角针、0 号线、7/0 双头 poling 线。

（5）手术用药：盐酸肾上腺素、典必舒眼膏、庆大霉素、地塞米松。

（6）手术步骤及配合：

手术步骤	手术配合
1. 开睑	递开睑器撑开上下睑。
2. 距角膜 1.5mm 处，其范围从 10：30～1：30，再向右面放射状剪开球结膜，长度各为 5～7mm	递结膜有齿镊提夹球结膜，结膜剪剪开。

续表

手术步骤	手术配合
3. 分离球结膜与筋结膜的联系	递结膜剪分离。
4. 显露上直肌	递结膜有齿镊提夹上直肌附着点的两侧，结膜剪各剪去一小孔，并垂直分离巩膜，充分显露上直肌。
5. 沿上直肌向后分离巩膜与筋膜的联系	递结膜弯剪分离。
6. 分离上直肌与巩膜的联系	递斜视钩从一侧小孔伸入，顶着巩膜在上直肌下滑动，从对侧小孔穿出，钩住整个上直肌。
7. 预置缝线，切断上直肌	递结膜有齿镊夹起上直肌附着点后 1.5mm 处的两侧，4×12 圆针、0 号线做预置缝线 2 针，结膜剪从附着点处剪断上直肌。
8. 将预置缝线固定在附着点上	圆规测量巩膜上徙后的距离。
9. 缝合球结膜	9. 眼科有齿镊，4×12 三角针、0 号线缝合。
10. 覆盖切口	5ml 注射器抽庆大 2 万 u+地塞米松 5mg 半球注射，涂典必舒眼膏于术眼结膜囊内，眼垫、纱布覆盖，胶布固定

第五节　耳鼻喉科手术配合

一、鼓膜切开置管术

（1）适应证：鼓膜积液、中耳炎。

（2）麻醉方式：气管插管全身麻醉。

（3）手术体位：仰卧位，头偏向一侧，患耳在上。

（4）手术切口：耳鼓膜弧形切口。

（5）用物准备：置管器械包、耳“T”管、置管特殊显微器械、显微镜、吸引管、手套、10ml 注射器二副、地塞米松、泰利必妥、3%双氧水。

（6）手术步骤及配合：

1. 消毒皮肤	递 0.5% 活力碘棉球、消毒钳消毒。
2. 弧形切开鼓膜	准备显微镜，递耳科枪状镊，鼓膜切开刀切开。
吸引鼓膜内分泌物	将 10ml 注射器接显微吸引器头吸取分泌物。
4. 冲洗鼓膜内	将 10ml 注射器抽取 3% 双氧水接显微吸引器头沿鼓膜切口冲洗鼓膜内，并用吸引器吸干。依此法冲洗地塞米松泰利必妥盐水。
5. 鼓膜置管	递置管安装器装好耳“T”管送入鼓膜内。
6. 填塞外耳道口	递吸引器头吸取积液，递酒精棉球填塞外耳道口，纱布包扎，胶布固定

六、鼓膜切开取管术

（1）适应证：鼓膜切开置管术后，急性感染期。

（2）麻醉方式：静脉复合麻醉。

（3）手术体位：仰卧位，头偏向一侧，患耳在上。

（4）手术切口：原耳鼓膜切口。

（5）用物准备：置管器械包、置管特殊显微器械、明胶海绵、显微镜、吸引管、手套。

（6）手术步骤及配合：

手术步骤	手术配合
1. 耳鼻喉常规消毒铺巾	递 0.5% 活力碘棉球，消毒钳消毒。
2. 准备显微镜	显微镜下观察鼓膜及导管情况。
3. 取管	递鳄鱼嘴钳钳取导管，鼓膜表面铺以明胶海绵。
4. 填塞外耳	用酒精棉球填塞外耳

七、鼻内窥镜下鼻息肉摘除术手术配合

（1）适应证：鼻息肉。

（2）麻醉方式：气管插管全身麻醉。

（3）手术体位：半坐卧位。

（4）手术切口：鼻黏膜切口。

（5）手术用物：置管器械包、鼻息肉特殊器械包、碘仿纱条、明胶海绵、止血材料、鼻内窥镜、冷光源、吸引管、手套。

（6）手术步骤及配合：

手术步骤	手术配合
1. 消毒皮肤	递组织钳夹持酒精棉球消毒。
2. 准备鼻内窥镜系统	无菌保护套套好内窥镜，安装镜头，接好光源。
3. 鼻内窥镜检查	鼻内窥镜检查鼻内荔枝样新生物。
4. 鼻息肉摘除	准备好鼻息肉圈套器，安装钢丝，将圈套器向上移至息肉根蒂部，收紧钢丝摘除息肉或用鼻息肉钳钳取鼻息肉。
4. 覆盖切口	递枪状镊夹持明胶海绵覆盖切口并用止血材料填塞鼻腔

八、等离子下扁桃体伴腺样体刮除术

（1）适应证：鼾症。

（2）麻醉方式：气管插管全身麻醉。

（3）手术体位：平卧位，颈仰伸拉，肩部垫高，头向后仰。

（4）手术切口：咽腭部沿前后柱粘膜做弧形切口。

（5）手术用物：五官科特殊器械、等离子器械包、等离子刀头、8 号和 12 号一次性吸痰管、吸引管、弯吸引器头、一次性保护套、头灯、电源、等离子机。

（6）手术步骤及配合：

手术步骤	手术配合
1. 消毒口周皮肤	递海绵钳夹持酒精棉球消毒皮肤。
2. 放置开口器	放置开口器，连接吸引器管、吸引器头。
3. 切除扁桃体	用等离子刀切开舌腭弓粘膜，沿粘膜融切扁桃体，仔细止血。
4. 切除腺样体	在窥镜下沿腺样体下端融切，达筋膜达后鼻孔通畅，仔细止血。
5. 检查	检查有无出血情况。

九、动力系统下扁桃体伴腺样体切除

（1）适应证：鼾症。

（2）麻醉方式：气管插管全身麻醉。

（3）手术体位：平卧位，颈仰伸拉，肩部垫高头向后仰。

（4）手术切口：咽腭部沿前后粘膜做弧形切口。

（5）用物：扁桃体器械、五官科特殊器械、动力系统特殊器械、8号和12号一次性吸痰管、吸引管、弯吸引器头、一次性保护套、10ml注射器、3%双氧水、头灯、光源、镜头、动力机。

（6）手术步骤及配合：

手术步骤	手术配合
1. 消毒口周皮肤	递海绵钳夹持75%酒精棉球消毒皮肤。
2. 放置开口器	递开口器。
3. 切除扁桃体	用动力系统刀切开舌腭弓粘膜，沿粘膜融切扁桃体，仔细止血。
4. 切除腺样体	在窥镜下用动力系统刀头消除后鼻孔腺样体，仔细止血。
5. 冲洗鼻咽腔	依次用10ml注射器抽取双氧水及生理盐水冲洗鼻咽腔，吸痰管吸净，检查有无出血

十、扁桃体摘除

（1）适应证：急、慢性扁桃体炎。

（2）麻醉方式：气管插管全身麻醉。

（3）手术体位：平卧位，颈仰伸拉，肩部垫高，头后仰。

（4）手术切口：沿咽腭部前后弓粘膜弧形切口。

（5）手术用物：扁桃体包、1号丝线、吸引器管、弯吸引器头、五官科特殊器械、12号刀片、12号吸痰管、5号注射器、10号注射器、0.1%盐酸肾上腺素、头灯。

（6）手术步骤及配合：

手术步骤	手术配合
1. 消毒术口周围皮肤	递海绵钳夹持酒精棉球消毒皮肤。
2. 沿前右弓粘膜切开咽腭部	递扁桃体爪钳夹持扁桃体，12号刀片切开，吸引器头吸引。
3. 沿被膜剥离扁桃体上级及前后柱	递扁桃体钳分离上级，扁桃体剥离子剥离前后柱。

续表

手术步骤	手术配合
4. 摘除扁桃体	递扁桃体圈套器颈扁桃体爪钳套入，圈套向下套住扁桃体蒂部、收紧钢丝圈、摘除扁桃体。递扁桃体钳夹持棉球压迫止血。
5. 检查扁桃体有无缺损及出血点	递拉钩牵开舌腭弓检查扁桃体窝、出血点，扁桃体钳夹持4号丝线结扎，扁桃体剪剪线。
6. 摘除对侧扁桃体	递拉钩牵开舌腭弓检查扁桃体窝、出血点，扁桃体钳夹持4号丝线结扎，扁桃体剪剪线。

十一、腺样体切除术

（1）适应证：①肿大的腺样体阻塞气道，②睡眠呼吸暂停。

（2）麻醉方式：气管插管全身麻醉。

（3）手术体位：颈仰伸拉，肩部垫高，头后仰。

（4）手术切口：咽腭部沿前后柱粘膜弧形切口。

（5）手术用物：腺样体包、12号刀片、1号卷线、吸引管、吸引器头、五官科特殊器械、腺样体刮匙、12号一次性吸痰管。

（6）手术步骤及配合：

手术步骤	手术配合
1. 消毒口周皮肤消毒	递海绵钳夹持酒精纱布消毒皮肤。
2. 放置开口器，连接好吸引器管	连接好吸引器管。
3. 腺样体刮除	递腺样体刮匙。
4. 创面止血	递纱布条压迫止血。
5. 冲洗鼻咽腔	依次用3%双氧水生理盐水冲洗鼻咽腔，吸痰管吸净。
6. 检查切口出血情况	递扁桃体钳夹持盐水纱布擦拭，检查有无出血。

十二、气管切开手术配合

（1）适应证：喉阻塞、急性喉炎、喉异物、喉乳头状瘤手术后喉气管瘢痕狭窄及邻近器官疾病压迫或累及喉气管造成呼吸困难、下呼吸道分泌物积聚、呼吸功能减退、呼吸停止、某些疾病的辅助治疗手段（如口、咽喉手术）。

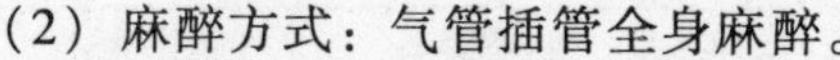

（2）麻醉方式：气管插管全身麻醉。

（3）手术体位：仰卧位，肩部垫高，头向后仰。

（4）手术切口：颈前正中垂直切口或横切口。

（5）手术用物：气管切开器械包、气管套管、气管扩张器、吸痰管、11 号刀片、爱惜康 4-0 带线针（圆针、三角针）、盐酸肾上腺素。

（6）手术步骤及配合：

1. 消毒皮肤	递组织钳夹 75% 乙醇棉球消毒皮肤。
2. 于颈前正中，上自环状软骨下缘，下至胸骨上切迹稍上切开皮肤、皮下组织	递 11 号刀片切开，止血钳止血，干纱布止血，1 号线结扎。
3. 分离，牵开颈浅筋膜	递 11 号刀片切开，尖弯剪或止血钳分离，扩大切口，小平头拉钩牵开，盐水纱布拭血。
4. 沿颈前白线钝性分离舌骨下诸肌，暴露甲状腺峡部	递尖弯剪分离，弯蚊止血钳止血，丝线结扎。
5. 暴露，切开气管软骨环	递 11 号刀纵向切开，吸痰管吸引管内分泌物。
6. 插入气管套管	递气管扩张器撑开气管切口，顺势将带芯气管套管插入，并迅速拔出套管芯，各吸引管吸引。
7. 检查切口出血情况	递盐水纱布拭血，弯蚊止血，1 号丝线结扎。
8. 缝合切口	递有齿镊，4-0 带线针缝合。
9. 固定气管套管，覆盖切口	将套管带子系于患者颈部，避免套管松脱造成意外，纱布覆盖切口，湿纱布覆盖切口，敷料覆盖切口。

十三、食道镜检异物取出手术配合

（1）适应证：临床上确诊或疑似食道异物。

（2）麻醉方式：静脉复合全身麻醉，气管插管全身麻醉。

（3）手术体位：仰卧位，头、颈伸出手术台外，双肩与手术床齐，头向后仰（配专科人员维持上述体位）。

（4）手术用物：异物包、食道镜、异物钳、冷光源、光纤、吸痰管。

（5）手术步骤及配合：

手术步骤	手术配合
1. 消毒口周皮肤	递海绵钳夹持酒精棉球消毒皮肤。
2. 食道镜检	按常规食道镜法导入食道镜。
3. 取出异物	异物钳夹住异物并与镜口靠拢后与食道镜一并退出

十四、支气管镜检异物取出手术配合

（1）适应证：临床上确诊或疑似气管、支气管异物。

（2）麻醉方式：静吸复合全身麻醉，气管插管全身麻醉。

（3）手术体位：仰卧位，头、颈伸出手术台外，双肩与手术床齐，头向后仰（配专科人员维持上述体位）。

（4）器械准备：异物包、支气管镜、支气管异物钳、冷光源、光纤、吸引器、牙垫、0.1%盐酸肾上腺素、3～5副10ml注射器、手套。

（5）手术步骤及配合：

手术步骤	手术配合
1. 消毒口周皮肤	递海绵钳夹持酒精棉球消毒皮肤。
2. 支气管镜检	术者右手持支气管镜沿舌背中部进入咽喉部，于舌根之后下方暴露会厌、咽喉，通过声门，看见隆凸后，一段先进入右侧支气管，自上而下查看右支气管及各肺叶支气管开口处有无异物，若未见异物将支气管镜退至隆凸附近后转入左侧支气管，检查左上叶支气管和左下叶支气管内有无异物，如病情危急可依X线片直接进入异物所在部位检查。
3. 取出异物	右手持异物钳夹住异物后，如异物较小，钳子可以从支气管镜内顺利通过，如异物较大，异物钳退至支气管镜远端开口，使异物紧靠镜口，将异物、异物钳与支气管镜一起退出声门，经声门时应使异物的长轴转成和声门裂平行的位置，以减少阻力，并尽量通过。
4. 取出异物后，检查异物是否完整	如有异物残留可再次插入支气管镜进行检查，并将异物取尽。

续表

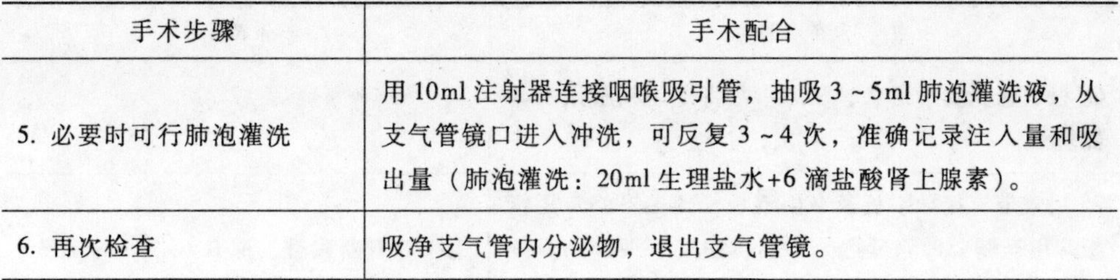

手术步骤	手术配合
5. 必要时可行肺泡灌洗	用10ml注射器连接咽喉吸引管，抽吸3~5ml肺泡灌洗液，从支气管镜口进入冲洗，可反复3~4次，准确记录注入量和吸出量（肺泡灌洗：20ml生理盐水+6滴盐酸肾上腺素）。
6. 再次检查	吸净支气管内分泌物，退出支气管镜。

第六节　心胸外科手术配合

一、漏斗胸矫正术

（1）病理：漏斗胸是胸骨、肋软骨的一部分肋骨向脊柱呈漏斗状凹陷的一种畸形。多自第三肋软骨开始到第七肋软骨，向内凹陷变形，一般在胸骨剑突的上方凹陷最深，剑突的前端向前方翘起，分为左右向内对称凹陷和不对称凹陷两种类型。

（2）适应证：漏斗胸指数：F2I>0、30、3>F2I>0、2者3~5岁。

（3）麻醉方式：气管插管全身麻醉。

（4）手术体位：仰卧位。

（5）器械用物：疝气器械包、手术衣、巾、手套、电刀、吸引器、导尿包、0及0.6×265mm带针钢丝、15号及11号刀片，2-0、4-0及5-0可吸收线、手术医用薄膜、钢丝钳、钢丝剪、疝气鞘卡、30°镜头长短各一、光纤、气腹管、信号连接线、胸腔镜成像系统、一次性保护套、伤口敷贴索带、专用钢板、固定器、翻转器、折弯器、导引板等。

（6）手术步骤及配合：

手术步骤	手术配合
1. 消毒、铺巾、手术医用薄膜	递海绵钳夹0.5%活力碘棉球消毒。
2. 固定光纤、气腹管、信号连接线、电刀、吸引器	以纱布捆绑，巾钳固定，防止滑脱。
3. 切开皮肤、置鞘卡、进 CO_2 气体、置短30°镜头	11号刀片，干方纱止血，电刀止血。
4. 沿腋下切口、充分分离胸骨下肌层、筋膜，止血	电刀电切并止血，平头拉钩牵开视野。
5. 以导引板，由肋间隙进入，在胸腔镜指引下经胸骨凹陷最低处，至对侧肋间隙处。	

续表

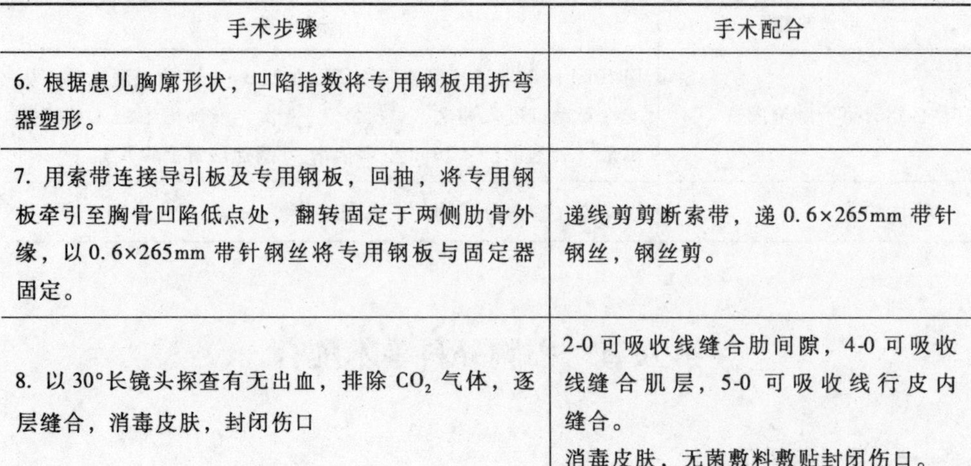

手术步骤	手术配合
6. 根据患儿胸廓形状，凹陷指数将专用钢板用折弯器塑形。	
7. 用索带连接导引板及专用钢板，回抽，将专用钢板牵引至胸骨凹陷低点处，翻转固定于两侧肋骨外缘，以0.6×265mm带针钢丝将专用钢板与固定器固定。	递线剪剪断索带，递0.6×265mm带针钢丝，钢丝剪。
8. 以30°长镜头探查有无出血，排除CO_2气体，逐层缝合，消毒皮肤，封闭伤口	2-0可吸收线缝合肋间隙，4-0可吸收线缝合肌层，5-0可吸收线行皮内缝合。 消毒皮肤，无菌敷料敷贴封闭伤口。

二、胸腔闭式引流术

（1）适应证：胸内手术后；中等量（超过第4肋平面）血胸；开放性气胸经清创术后缝闭伤口；张力性气胸经减压后复发；自发性气胸经反复胸穿抽气后气体明显增加；早期脓胸，特别是脓气胸等。

（2）麻醉方式：静脉复合麻醉、区域神经阻滞、气管插管全身麻醉。

（3）手术体位：平卧位，患侧稍高。

（4）手术切口：膈顶平面腋中线稍后（开胸术后）；腋后线第7肋间置管或锁骨中线外侧第2肋间置管。

（5）器械用物：缝合器械包、手术衣、巾、手套、电刀、吸引器、弯头胸腔引流管，15号刀片，2-0带线针，伤口敷贴。

（6）手术步骤及配合：

手术步骤	手术配合
1. 由胸壁做一胸壁小切口	递有齿镊，15号刀切开。
2. 分离肋间肌，戳破壁层胸膜进入胸腔	递大弯钳分离肌层，16cm弯血管钳戳破胸膜。
3. 修剪引流管前段呈鸭嘴状，侧面剪椭圆孔2～3个	递18-24F胸腔弯头引流管（根据年龄选择合适型号引流管）。

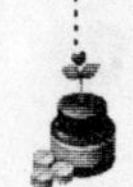

续表

手术步骤	手术配合
4. 拖出引流管尾端至切口外	递大弯钳钳夹引流管末端并拖出切口外。
5. 缝合固定引流管于皮肤上	递 2-0 带线针固定引流管。
6. 连接引流瓶	将塑料连接管两端分别与水封瓶长管末端、胸腔引流管末端相连。
7. 钳夹、固定引流管，防止搬动时胸腔进气	递长血管钳夹住胸腔引流管末端（此钳待患者回病房后方可撤除）。
8. 覆盖切口	敷料覆盖切口

三、纵膈囊肿切除术

（1）适应证：纵膈肿瘤。

（2）麻醉方式：气管插管全身麻醉。

（3）手术体位：侧卧位。

（4）手术切口：前纵膈肿瘤：前胸外侧切口；后纵膈肿瘤：后外侧切口。

（5）器械用物：胸科器械包、胸撑、手术衣、巾、手套、电刀、吸引器、4 号板线，2-0、4-0、5-0 可吸收线、2-0 带线针、手术医用薄膜、伤口敷贴。

（6）手术步骤及配合：

手术步骤	手术配合
1. 消毒皮肤，术野贴手术医用薄膜	递海绵钳及 0.5% 活力碘棉球消毒，干纱布 1 块，协助贴膜。
2. 自第 5 或第 6 肋骨床或自肋骨起，前至锁骨中线的肋骨与肋软骨交界处，与肋间平行至肩脚下角，后至脊柱与肩胛骨中线，稍后上延至第 5 胸椎平面切开皮肤，皮下组织，逐层切开	递有齿镊，15 号切皮刀，电刀切开皮下组织，边切边凝血。
3. 切开肋间肌、胸膜，入胸	递蚊式钳、压舌板将肋间肌、胸膜切开，递胸撑。
4. 游离纵膈囊肿	递长镊、剥离球或电刀，将肿瘤包膜剥离，4 号丝线分别结扎血管远近端。

续表

手术步骤	手术配合
5. 冲洗纵膈，彻底止血	递温生理盐水冲洗，电凝止血。
6. 于切口下缘肋间肌放置胸腔引流管，并固定	递18-24号胸腔引流管（根据年龄选择合适型号引流管），放置胸腔引流管，用2-0带线针固定胸管。
7. 关胸	递肋骨合拢器将肋骨拉拢，用2-0可吸收线间断缝3～4针。
8. 逐层缝合各层肌肉	递2-0或4-0可吸收线缝合各层肌肉。
9. 缝皮	递5-0可吸收线行皮内缝合。
10. 覆盖伤口	敷料覆盖切口

第七节　体外手术配合

一、TGA矫治术

病理：TGA主动脉血液由右室供应，右室仍接受体静脉回流，肺动脉血液由左室供应，但右室仍接受肺静脉回流。病婴多伴有VSD、PDA、ASD，以提供体外循环混流，否则不能生存。

（1）适应证：大血管转位。

（2）麻醉方式：气管插管全身麻醉、体外循环。

（3）手术体位：仰卧位，胸骨正中垫以胸枕。

（4）手术切口：胸骨正中切口。

（5）器械用物：体外敷料、体外铺巾、心血管手术器械包、电刀、吸引器、胸撑、胸骨锯、手套、导尿包、头灯、手术照明灯灯柄、起搏导线、1号微乔、4-0和5-0可吸收缝线、2-0带线针、7号、10号板线、3×9和4×12无创涤纶线缝合建立体外循环荷包，5-0、6-0、7-0prolene线、骨蜡、涤纶片（自体心包）、人造血管、肝素、晶体心停跳液、除颤器、24、22、20（长短）穿刺针、深静脉置管包（5.5F、5F三腔、4F两腔）、37～42℃温盐水、变温毯（电热毯）、丝带（10号丝线）、圈套管（8号、10号、12号硅胶尿管）、橡皮钳（6把）、15号、11号刀片、笔握式针持、显微长镊、血管阻断钳、显微吸引器头、主动脉探条（型号5种）、手术医用薄膜（30cm×20cm）、伤口敷贴（9cm×15cm）、胸腔引流管、胸腔闭式引

流瓶、磁性锐器收集盒、明胶海绵、吸收性止血纱布、0.5%戊二醛、延迟关胸备人工心包、皮肤胶。

（6）手术步骤及配合：

手术步骤	手术配合
1. 消毒皮肤	递海绵钳夹0.5%活力碘棉球消毒。
2. 铺手术巾，术野贴手术医用薄膜	递手术巾，递手术薄膜，干纱垫1块协助贴膜。
3. 自胸骨顶端至剑突切开皮肤、皮下组织，暴露胸骨	递有齿镊，15号刀片切开皮肤及皮下组织，电凝止血，干纱布拭血。
4. 切开剑突，游离胸骨和心包	递长无损伤镊提夹剑突电刀切开，长弯血管钳钝性剥离胸骨与心包。
5. 纵向锯开胸骨止血	递线剪纵向剪开剑突软骨，递小直角拉钩暴露胸骨顶端，电锯锯开胸骨，并递骨蜡填塞止血。
6. 显露胸腔，切开心包并固定	递胸撑牵开胸腔，长无损伤镊夹干纱布钝性剥离心包，递电刀切开心包，2-0带线针吊心包于胸撑上显露手术野，留心包固定备用。
7. 游离主动脉作主动脉荷包	递长镊子、组织剪、电刀剪开主动脉外膜，以大弯钳分离，5-0prolene线双头作主动脉荷包。上圈套（8号导尿管），14cm直钳固定。
8. 荷包中央剪开主动脉一小口，主动脉插管	递梅氏剪刀剪开荷包缝线内血管外膜，递11号刀在血管壁上切一小口，随即递主动脉导管插入，收紧荷包缝线止血，递7号丝线结扎，将收紧荷包线的圈套与主动脉导管一起绑扎。
9. 游离上下腔静脉，并上阻断管	递梅氏剪刀或电刀游离，上腔递直角钳，下腔递肾蒂钳游离并递10号线牵引阻断，并以圈套，14cm直血管钳固定。
10. 做上下腔静脉荷包线，并行上下腔静脉插管	递5-0prolene线做荷包。以圈套14cm血管钳固定，上腔以侧壁钳钳夹右心耳，剪刀剪开，插上腔静脉管并固定。下腔递长镊，11号刀切开，插下腔静脉管并固定。

续表

手术步骤	手术配合
11. 做主动脉灌注针荷包，并灌注停跳液	递5-0prolene线做灌注荷包，以圈套14cm血管钳固定，插灌注针，主动脉阻断、上下腔静脉阻断，切开右房，灌注停跳液（15ml/kg）。
12. 分别游离主动脉，肺动脉干和左右肺动脉，并使之完全分开	递长无损伤镊，电刀切断粘连，直角钳分离组织，电凝止血。
13. 检查冠状动脉起始情况，在预移植部位做标记	递长无损伤镊，6-0prolene线在肺动脉干冠状动脉移植部位缝一针作标记。
14. 合并室缺者以自体心包补片修补，关闭右心房	递长无损伤镊，尖刀切开右心房，5-0prolene线带垫片及心包补片修补室缺，5-0prolene线关闭右心房。
15. 离断肺动脉和主动脉，探查左右冠状动脉	递圆头解剖剪于肺总动脉和主动脉根部上1～1.5cm处剪断肺动脉干和主动脉，递冠状动脉探条探查左、右冠状动脉。
16. 离断左右冠状动脉，游离两侧冠状动脉至能够移植于肺动脉干相应部位	递长无损伤镊尖头解剖剪，剪下左右冠状动脉开口（包括周围2～3mm主动脉壁呈“纽扣”状），递电刀，尖头直角钳解剖，游离左右冠状动脉。
17. 移植左右冠状动脉	递尖头解剖剪剪开肺动脉干标记处，递7～0prolene线将左右冠状动脉吻合于肺动脉干。
18. 交换主动脉和肺动脉位置	长无损伤镊夹紧主动脉远心端开口处，放开主动脉控制钳，与左右肺动脉交换前后位置。
19. 连接新主动脉，开放新建主动脉	递6-0prolene线将移植冠状动脉的肺动脉干与主动脉远端吻合形成新主动脉，并开放。
20. 修补原主动脉根部，连接新肺动脉	递长无损伤镊7-0prolene线及心包补片修补剪取冠状动脉的原主动脉根部，6-0prolene线将修补后的原主动脉根部与肺动脉远端吻合形成新肺动脉。
21. 开放上下腔静脉后，分别在右上肺静脉上腔静脉及上腔静脉处置入左、右心房测压管测压力变化	递长无损伤镊，5-0prolene线在右上肺静脉处缝U字，置入左心房测压管进入左心房；右心房测压管通过上腔静脉插管孔进入上腔静脉，缝线打结固定；心房测压管另一端连接三通开关，与测压硬管及监护仪连接。

续表

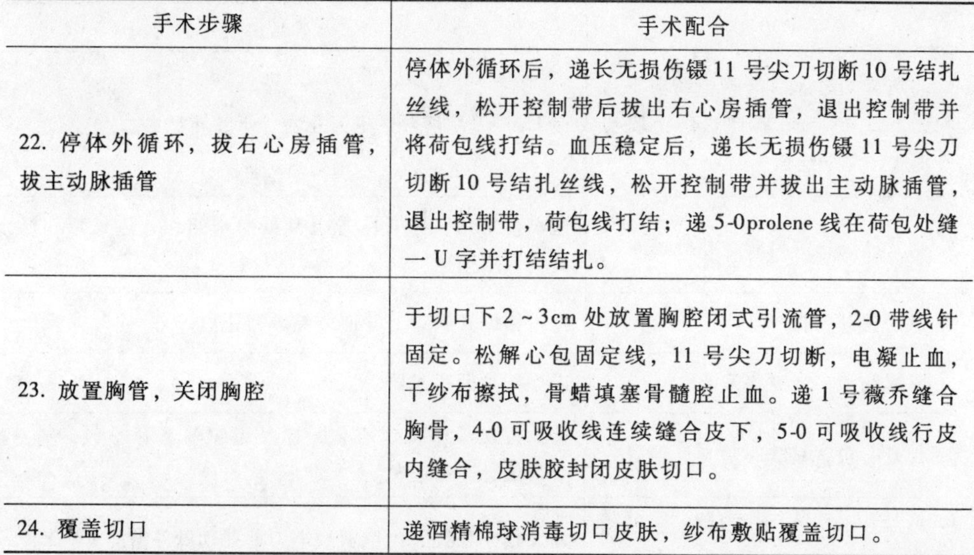

手术步骤	手术配合
22. 停体外循环，拔右心房插管，拔主动脉插管	停体外循环后，递长无损伤镊 11 号尖刀切断 10 号结扎丝线，松开控制带后拔出右心房插管，退出控制带并将荷包线打结。血压稳定后，递长无损伤镊 11 号尖刀切断 10 号结扎丝线，松开控制带并拔出主动脉插管，退出控制带，荷包线打结；递 5-0prolene 线在荷包处缝一 U 字并打结结扎。
23. 放置胸管，关闭胸腔	于切口下 2～3cm 处放置胸腔闭式引流管，2-0 带线针固定。松解心包固定线，11 号尖刀切断，电凝止血，干纱布擦拭，骨蜡填塞骨髓腔止血。递 1 号薇乔缝合胸骨，4-0 可吸收线连续缝合皮下，5-0 可吸收线行皮内缝合，皮肤胶封闭皮肤切口。
24. 覆盖切口	递酒精棉球消毒切口皮肤，纱布敷贴覆盖切口。

二、室缺修补术

（1）适应证：①25%～50% 在 1 岁内因肺炎、心力衰竭而死亡的巨大的室间隔缺损。②分流量超过 50% 或伴有肺动脉压力增高的婴幼儿。

（2）麻醉方式：气管插管全身麻醉、体外循环。

（3）手术体位：仰卧位，垫胸枕。

（4）手术切口：胸骨正中切口。

（5）手术用物：手术衣、体外敷料、体外铺巾、胸骨锯、手套、15 号及 11 号刀片、0、4、7 号板线、导尿包、手术医用薄膜、电刀、吸引器、灯柄、胸撑、心血管手术器械包、深静脉置管包（5.5F、5F 三腔、4F 两腔）、prolene 线（视患儿年龄定型号）、2-0、4-0、5-0 可吸收缝线、0 号 2-0 带线针、带针钢丝或 1 号微乔、国产涤纶线（3×9　4×12）、伤口敷贴、阻断带、18 号灌注针、硅胶圈套管、胸腔引流管、胸腔闭式引流瓶。

（6）手术步骤及配合：

手术步骤	手术配合
1. 消毒皮肤	递海绵钳及 0.5% 活力碘棉球消毒
2. 铺手术巾，术野贴手术薄膜	递手术巾，递手术医用薄膜、干纱布垫 1 块协助贴膜。

续表

手术步骤	手术配合
3. 自胸骨切迹起沿前胸中线向下达剑突下方 4 ~ 5cm 胸壁白线上段切开皮肤、皮下组织	递 15 号刀片切开，电刀止血，干纱布拭血。
4. 切开剑突，游离胸骨和心包	递小直角钳，撑开胸骨上窝处肌肉组织，递长弯钳游离胸骨后壁。
5. 纵向锯开胸骨	递电锯锯开胸骨，并递骨蜡填塞止血。
6. 显露胸腺，前纵膈及心包	递胸撑撑开手术野。
7. 切开心包，显露心脏	递无损伤长镊夹起心包，递长组织剪剪开心包，递 0 号带线针悬吊心包。
8. 剪开升主动脉与肺动脉之间的结缔组织	递无损伤长镊、组织剪或电刀剪开动脉外壁。
9. 在选定的主动脉插管处做主动脉荷包和灌注针荷包并圈套	递 3×19 或 4×12 双头涤纶线做主动脉荷包，及心脏停跳液灌注荷包，荷包线上圈套固定。
10. 在右心耳基部做荷包并圈套，右心房外侧壁做荷包并圈套	同上。
11. 于上腔静脉、肺静脉游离处剪开心包膜反折，游离上腔静脉，并上阻断带	递长剪刀剪开心包膜，递直角钳游离并绕过上腔静脉后壁，用长弯钳夹阻断带递于助手，上圈套固定。
12. 主动脉和上下腔静脉插管	递长弯组织剪剪开血管外膜，11 号尖刀切开主动脉，随即递主动脉导管插入，收紧圈套，递 7 号丝线固定。递侧壁钳、长剪刀剪开右心耳，递上腔导管插入上腔静脉，收紧圈套，递 7 号丝线固定。递 11 号尖刀切开心房壁，长弯钳撑开，递下腔导管插入，收紧荷包。
13. 沿下腔静脉下缘心包反折区，绕过下腔静脉后壁游离下腔静脉，并上阻断带	递肾蒂钳游离，用长弯钳夹阻断带递于助手上圈套，收紧并固定。
14. 主动脉处置灌注针阻断主动脉，阻断上下腔静脉，降温开始体外循环转流	递主动脉阻断钳阻断主动脉，中弯血管钳收紧阻断带阻断上下腔静脉，灌注心肌保护液降温。

续表

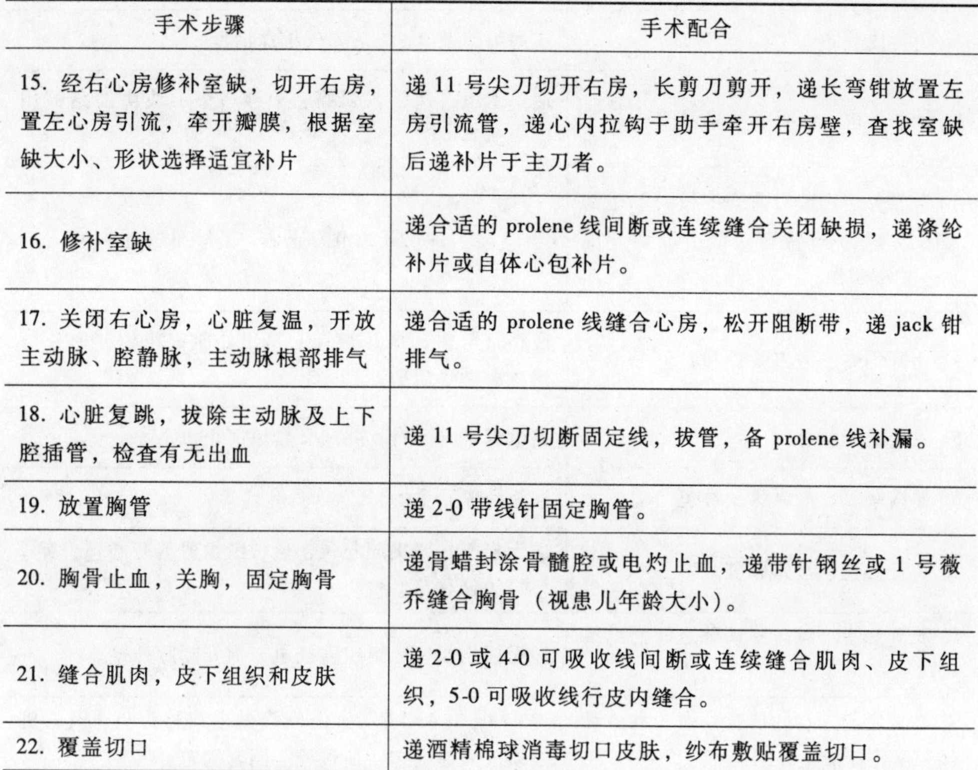

手术步骤	手术配合
15. 经右心房修补室缺，切开右房，置左心房引流，牵开瓣膜，根据室缺大小、形状选择适宜补片	递11号尖刀切开右房，长剪刀剪开，递长弯钳放置左房引流管，递心内拉钩于助手牵开右房壁，查找室缺后递补片于主刀者。
16. 修补室缺	递合适的prolene线间断或连续缝合关闭缺损，递涤纶补片或自体心包补片。
17. 关闭右心房，心脏复温，开放主动脉、腔静脉，主动脉根部排气	递合适的prolene线缝合心房，松开阻断带，递jack钳排气。
18. 心脏复跳，拔除主动脉及上下腔插管，检查有无出血	递11号尖刀切断固定线，拔管，备prolene线补漏。
19. 放置胸管	递2-0带线针固定胸管。
20. 胸骨止血，关胸，固定胸骨	递骨蜡封涂骨髓腔或电灼止血，递带针钢丝或1号薇乔缝合胸骨（视患儿年龄大小）。
21. 缝合肌肉，皮下组织和皮肤	递2-0或4-0可吸收线间断或连续缝合肌肉、皮下组织，5-0可吸收线行皮内缝合。
22. 覆盖切口	递酒精棉球消毒切口皮肤，纱布敷贴覆盖切口。

三、法洛四联症矫治术

（1）适应证：诊断明确、不合并其他心内畸形的法洛氏四联症。

（2）麻醉方式：气管插管全身麻醉、体外循环。

（3）手术体位：仰卧位，垫胸枕。

（4）手术切口：胸骨正中切口。

（5）手术用物：手术衣、体外敷料、体外铺巾、胸骨锯、手套、15号、11号刀片、0、4、7号板线、导尿包、医用手术薄膜、电刀、吸引器、灯柄、胸撑、心血管手术器械包、深静脉置管包（5.5F、5F三腔、4F两腔）、prolene线（视患儿年龄定型号）、2-0、4-0、5-0可吸收缝线、带针钢丝或1号薇乔、国产涤纶线（3×9、4×12）、伤口敷贴、阻断带、18号灌注针、硅胶圈套管、胸腔引流管、胸腔闭式引流瓶、肺动脉探条。

（6）手术步骤及配合：

手术步骤	手术配合
1. 消毒皮肤	递海绵钳及0.5%活力碘棉球消毒。
2. 铺手术巾，术野贴手术薄膜	递手术巾，递手术薄膜、干纱布垫1块协助贴医用手术薄膜。
3. 自胸骨切迹起沿前胸中线向下达剑突下方4~5cm胸壁白线上段切开皮肤、皮下组织	递15号刀片切开，电刀止血，干纱布拭血。
4. 切开剑突，游离胸骨和心包	递小直角钳，撑开胸骨上窝出处肌肉组织，递长弯钳游离胸骨后壁。
5. 纵向锯开胸骨	递电锯锯开胸骨，并递骨蜡填塞止血。
6. 显露胸腺、前纵膈及心包	递胸撑撑开手术野。
7. 切开心包，显露心脏	递无损伤长镊夹起心包，递长组织剪剪开心包，递7号带线针悬吊心包。
8. 剪开升主动脉与肺动脉之间的结缔组织	递无损伤长镊、组织剪或电刀剪开动脉外壁。
9. 在选定的主动脉插管处做主动脉荷包和灌注针荷包并圈套	递3×19或4×12双头涤纶线做主动脉荷包，及心脏停跳液灌注荷包，荷包线上圈套固定。
10. 在右心耳基部做荷包并圈套，右心房外侧壁做荷包并圈套	同上。
11. 于上腔静脉、肺静脉游离处剪开心包膜反折，游离上腔静脉，并上阻断带	递长剪刀剪开心包膜，递直角钳游离并绕过上腔静脉后壁，用长弯钳夹阻断带递于助手，上圈套固定。
12. 沿下腔静脉下缘心包反折区，绕过下腔静脉后壁游离下腔静脉，并上阻断带	递肾蒂钳游离，用长弯钳夹阻断带递于助手上圈套固定。
13. 主动脉和上下腔静脉插管	递长弯组织剪剪开血管外膜，11号尖刀切开主动脉，随即递主动脉导管插入，收紧圈套，递7号丝线固定，递侧壁钳、长剪刀剪开右心耳，递上腔导管插入上腔静脉，收紧圈套，递7号丝线固定，递11号尖刀切开心房壁，递下腔导管插入，收紧圈套并固定。

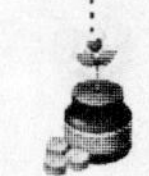

续表

手术步骤	手术配合
14. 主动脉处置灌注针阻断主动脉，阻断上下腔静脉，降温并开始体外循环转流	递主动脉阻断钳阻断主动脉，中弯血管钳收紧阻断带阻断上下腔静脉，灌注心肌保护液降温。
15. 裁剪并处理自体心包补片	递组织剪剪下心包片，用 0.5% 戊二醛溶液浸泡 15min，生理盐水冲洗 3 遍备用。
16. 横行切开右心室探查	递 4×12 小圆针 0 号丝线于右心室流出道缝合 2 针，牵引蚊式钳钳夹线尾，递 11 号尖刀片于线间切开右心室，组织剪扩大切口，递心内拉钩牵开充分暴露室缺，探查室缺位置大小、漏斗部肌厚程度及有无肺动脉瓣膜部狭窄。
17. 切除梗阻部分，解除右心室流出道狭窄	以组织剪或 11 号尖刀片切除漏斗部肥厚肌肉及增厚的膈束和壁束。
18. 修补室缺	递 5 – 0prolene 线间断或连续缝合关闭缺损，涤纶补片或自体心包补片。
19. 右心室流出道成形	递 5 – 0prolene 线将自体心包补片或人工补片双层连续缝合至右心室纵切口的边缘，加宽流出道。
20. 右心室测压并关闭切口	递套管针头或心导管测压针，4×12 小圆针 0 号丝线褥式缝合右心室切口。
21. 心脏复温，开放主动脉、腔静脉，主动脉根部排气	递温生理盐水冲洗，松开主动脉阻断钳，松开上下腔阻断带，利用灌注针头处微压吸引排气。
22. 心脏复跳，拔除主动脉，上下腔插管，检查有无出血	递 11 号尖刀切断固定线，拔管，备 5 – 0prolene 线补漏。
23. 放置胸管	递 2-0 带线针固定胸管。
24. 胸骨止血，关胸，固定胸骨	递骨蜡封涂骨髓腔或电灼止血，递带针钢丝或 1 号薇乔缝合胸骨（视患儿年龄大小）。
25. 缝合肌肉、皮下组织和皮肤，覆盖切口	递 2-0 或 4-0 可吸收线间断或连续缝合肌肉、皮下组织，5-0 可吸收线行皮内缝合，递酒精棉球消毒切口皮肤，纱布敷贴覆盖切口。

四、体外循环操作常规

体外循环过程大约可分为转流前、中、后三个方面：

转流前：先检查机器各种运转情况和管道连接是否牢靠，电源要求专线供应，最好有稳压器电源，仅供心肺机使用；然后配置预充液，以红细胞压积作为稀释指标，血液稀释后的最低血球压积不低于22%，其公式如下：

需加血量=（体重×预充量）×8-（体重×80×血红蛋白）÷12

其他用药：肝素2mg/100ml（先加入）

克林霉素0.3g

乌司他丁2万u/kg

地塞米松5mg/kg

碳酸氢钠5ml/kg

甘露醇2.5ml/kg（升温后给入）

10%葡萄糖酸钙10ml（主动脉开放10min后常规给入）

然后选择插管管道及插管（表格如下）

体重与各型号插管、血管路、过滤器的选择

体重（kg）	主动脉	规格（上腔）	下腔	血管路	过滤器
~5	8~10	14	14~16	6mm	小号
5~12	10~12	14~16	16~18	6mm	小号
12~15	12~14	16~18	18~20	10mm	中号
15~20	14~16	18~20	22		
20~25	16~18	22	24		
25~30	18~20	24	26	10mm	大号
30~35	20	26	28		
35~40		28	30		
40~45		30	32		
45~50		32	32~34		

待心包剪开确诊后，将预充液倒入机内，切不可遗漏肝素，首剂按1mg/100ml给入，以后按ACT测定的结果给予增加。调节人工心泵松紧度，使回流管内液体不会下降即可。然后缓慢转动脉泵，使液体在机器内循环排尽空气，检查各仪器管道内有否气泡残留，自循环保持预充血温度在25℃左右。

转流中：主动脉、上腔、下腔插管分别连接后，向体内注入 100～200ml 液体，随后缓慢开放腔静脉引流，使动脉压保持在 50mmHg 以上，中心静脉压维持在术前水平。小儿灌注流量一般为 100～200ml/kg/min（根据公斤体重计算）。

在转流中应保持如下四个方面的平衡：即血容量平衡、酸碱平衡、血温与体温的平衡、电解质平衡。

转流后（停转流前）：手术操作完毕，心脏复跳，心搏有力，无严重心律紊乱，平均压在 60mmHg 左右，中心静脉压维持在术前水平，肛温达 34～36℃，即可停止体外循环。以后根据动脉压和静脉压情况适当输入机血，待上腔、下腔、主动脉插管拔出后，用鱼精蛋白中和肝素，首次中和剂量为肝素总量的 1/2，以后根据 ACT 测定的情况酌情增加，对术前凝血功能差、转流时间长、术后渗血较多的病人可适量给予纤维蛋白原及止血剂。

转流中记录参数的说明

前平行时间：即转流开始至腔静脉阻断时间（先阻断任何一根管）为前平行时间；

全转流时间：即腔静脉开放时间——腔静脉阻断时间；

后平行时间：即停机时间——腔静脉开放时间；

主动脉阻断时间：主动脉开放时间——主动脉阻断时间；

心停跳时间——心停跳时间。

ACT 是一种测定血凝固时间的较敏感的方法，可用于检查肝素血液抗凝程度。能正确反映血循环中肝素浓度及计算鱼精蛋白的用量。术前常规监测一次（未用肝素液前抽血 2ml）以作对照。转流渠道每隔 15min 再监测一次，如 ACT<480s，说明肝素用量不够，必须加入 10mg，直至 ACT>480s 为止。停机后，ACT 值必须如术前大致相同即可。说明鱼精蛋白的用量正合适。

第八节　整形外科手术配合

一、瘢痕切除术

（1）适应证：影响肢体及面部功能及美观。

（2）麻醉方式：静脉复合麻醉或气管插管静吸复合全身麻醉。

（3）手术体位：视手术部位而定，颈部、上肢手术多采用平卧位，肩下垫软枕。

（4）手术切口：沿瘢痕挛缩纵轴做切口。

（5）术前准备：

①用物准备：手术衣、手术巾、红霉素眼膏、尖电刀头、无菌记号笔、10 号

刀片、15 号刀片、0 号团线、伤口敷贴、5-0 可吸收线、医用胶。

②器械准备：大整形包。

（6）手术步骤及配合：

手术步骤	手术配合
1. 铺好无菌器械台	严格按无菌技术操作完成。
2. 提前 15～30 分钟刷手，整理器械	与巡回护士清点器械、敷料、缝针。
3. 常规消毒铺巾后，用无菌性记号笔标记	画出所需手术部位。
4. 沿瘢痕最紧张处做纵向切口	递 10 号刀片、整形专用有齿镊，干纱布止血。
5. 切口长度相当于索条状瘢痕长度，然后在纵向切口两端做平行的斜切口	皮肤切开后递弯血管钳止血，电刀边切开边电凝止血。
6. 充分游离两个对偶的三角形皮瓣	递弯血管钳充分游离，湿盐水纱布压迫止血，必要时采用 0 号线结扎止血。
7. 将已充分游离的两个三角形皮瓣旋转，互换再切除瘢痕	递组织钳提起瘢痕，15 号刀切除瘢痕。
8. 消毒切口处皮肤	递组织钳夹活力碘棉球消毒切口。
9. 缝合切口	递 5-0 可吸收带线针、有齿镊缝合切口。
10. 缝合完毕后再次消毒皮肤并用敷贴包扎切口	递组织钳夹酒精棉球消毒，切口滴适量医用胶待干，并涂抹红霉素眼膏，酒精纱布覆盖，敷贴包扎。

二、唇裂修补术

（1）适应证：①出生后 3 个月身体健康，可行唇裂修补术；②2-3 岁的唇裂修复同时矫正唇裂的继发畸形及口轮匝肌复位；③唇裂修复手术后 2 年、2 次修复唇裂继发畸形。

（2）麻醉方式：气管插管全身麻醉。

（3）手术体位：仰卧位、肩下垫软枕。

（4）用物准备：大整形包（含钢尺）、手术衣、手术巾、11 号刀片、15 号刀片、吸引管、吸引器头、5ml 注射器 1 个、10ml 注射器 2 个、4-0 带线针、5-0 可吸收、盐酸肾上腺素、利多卡因、亚甲蓝、唇裂小拉钩、0 号团线、碘仿、消毒好的鼻孔塞、支架等。

（5）手术步骤及配合：

手术步骤	手术配合
1. 消毒面部皮肤及口腔（含气管导管）	递海绵钳夹持 75% 乙醇纱球消毒。
2. 固定头部	常规铺巾后递长镊、2 块大开腹垫垫于颈部左右两侧。
3. 防止血液流入咽腔	递 2/3 块干纱布塞入口腔内、防止血液流入咽部
4. 皮肤亚甲蓝做标记	递钢尺，用 1ml 注射器针头蘸亚甲蓝刺入皮肤内做标记线。
5. 唇周注入配制好的药液防止出血	用 10ml 注射器抽取 10ml 生理盐水、10ml 利多卡因于治疗杯内，并用 5ml 注射器抽取一支副肾 6～8 滴于治疗杯内，并将余下的副肾全部打入一块湿盐水纱布上备用止血。用 1ml 注射器抽取配制好的药液打入唇周皮肤。
6. 按标记线切开	用手指捏紧术侧上唇，并用 11 号刀片按标记做全层或 2/3 层切开。
7. 止血	递蚊式钳止血、副肾纱布按压止血，必要时用 0 号团线结扎。
8. 松解鼻翼与唇裂交界处，以减少缝合后上唇的张力，并有助于改正鼻塌陷的畸形	递整形专用镊、15 号刀片，沿骨膜上一直游离到鼻翼基部周围，游离后创面暂时填入生理盐水纱布止血。
9. 缝合黏膜	递整形镊，口腔侧黏膜创缘用 4-0 带线针做间断缝合，皮肤侧用 5-0 可吸收线在定点处缝 1 针后依次间断缝合。
10. 切开黏膜和部分肌层，修复唇红	递 11 号刀片切开，用 5-0 可吸收线修复唇红，并缝合肌层。
11. 清洗伤口及周围皮肤，盖好伤口	患侧鼻孔塞支架管碘仿支撑固定，递组织钳夹酒精棉球消毒伤口及周围皮肤，并用酒精纱条覆盖，胶布固定

三、并指分离并植皮术

（1）适应证：①先天性手指畸形包括短指畸形、小手畸形。②远节指关节常因指深屈肌腱未能止于末节指骨的正常位置，以致手指屈曲无力，握物乏力或受限。③因瘢痕增生，造成指蹼粘连变浅为小手畸形伴并指应尽早手术。

（2）麻醉方式：气管插管全身麻醉。

（3）手术体位：仰卧位患肢外展90°于功能桌上。

（4）手术用物：手部器械包、手术衣、手术巾、电动止血仪、驱血带、10号刀片、15号刀片、11号刀片、电刀、0号丝线、5-0可吸收线、4×12三角针、3-0板线、钢尺、无菌记号笔、医用胶、石膏（需要时）、无菌棉签、凡士林油纱布、消毒纸片（无菌手套内包装纸）、绷带、无菌敷贴。

（5）手术步骤及配合：

手术步骤	手术配合
1. 常规消毒铺巾后患肢上止血带	递开腹垫1块，驱血带驱血。
2. 无菌记号笔画线做标记	无菌记号笔做标记。
3. 酒精消毒患肢切口处	递组织钳夹酒精棉球消毒。
4. 切开并指间皮肤及皮下组织	递有齿镊、11号刀片，干纱布拭血。
5. 取皮样	用消毒纸片留取皮样，切口用纱布暂时包扎。
6. 消毒供皮区皮肤（一般取腹部或大腿内侧）	递组织钳夹持活力碘棉球消毒皮肤。
7. 供区皮肤切口（左腹下）无菌记号笔定样	递皮样消毒纸片，蚊式钳夹亚甲蓝棉球定样或无菌记号笔定样。
8. 切开皮肤并止血 （1）切开表皮，沿真皮与皮下脂肪间层处直接切剥取下 （2）切开皮肤，皮下及深筋膜浅面，剪去皮瓣上脂肪，制成全厚皮片	递10号刀片，组织钳夹提一处皮缘，用刀直接切剥皮片，干纱垫拭血，蚊式钳夹止血或电刀电凝止血，必要时用0号丝线结扎止血。 递10号刀片，组织剪剪去皮瓣上脂肪。
9. 略加游离供皮区创缘皮瓣，直接对合缝合	递组织钳提夹皮瓣，弯蚊式钳及整形弯剪游离创缘，5-0可吸收线间断缝合脂肪，再连续皮内缝合皮肤。
10. 覆盖伤口	递组织钳夹酒精棉球消毒皮肤，切口滴适量医用胶，酒精纱条覆盖，敷贴粘贴。
11. 将取下的皮片铺在手部受皮面上缝合	递整形有齿镊，4×12三角针、3-0丝线间断缝合（线不剪断）。
12. 松止血带	检查血运及出血。

续表

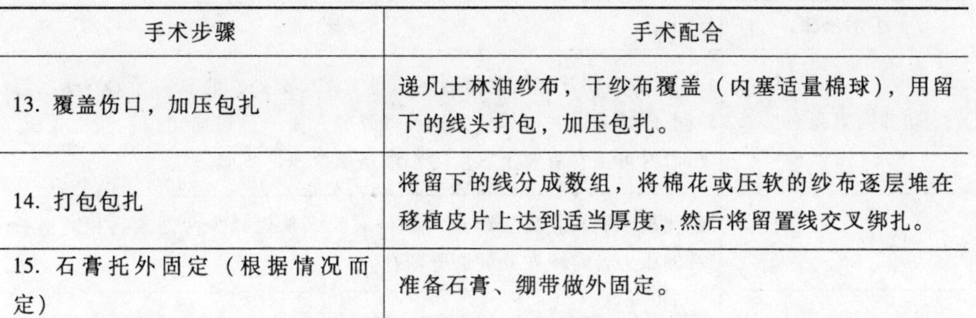

手术步骤	手术配合
13. 覆盖伤口，加压包扎	递凡士林油纱布，干纱布覆盖（内塞适量棉球），用留下的线头打包，加压包扎。
14. 打包包扎	将留下的线分成数组，将棉花或压软的纱布逐层堆在移植皮片上达到适当厚度，然后将留置线交叉绑扎。
15. 石膏托外固定（根据情况而定）	准备石膏、绷带做外固定。

四、腭裂修复术

（1）适应证：适应于软腭裂和硬软腭裂或硬软腭部穿孔的病例。

（2）麻醉方式：气管插管全身麻醉。

（3）手术体位：仰卧位，头向后仰，肩下垫软枕使头部与肩部呈60°角。

（4）手术切口：沿梨骨侧裂隙切口。

（5）手术用物：大整形包、手术衣、手术巾、手套、吸引器、11号刀片数个、10号刀片、0号板丝线、5ml注射器、10ml注射器、肾上腺素、利多卡因、腭裂特殊器械、碘仿纱条（1~2根）、4-0带线针（圆针，三角针）数个。

（6）手术步骤及配合：

手术步骤	手术配合
1. 器械护士台上的准备	①铺好无菌器械台。 ②提前15~30分钟刷手，整理器械，与巡回护士清点器械、敷料、缝针。 ③常规消毒、铺巾。 ④配制药液：每10ml盐水中加入3滴肾上腺素，遵医嘱加入10ml利多卡因，注（2支肾上腺素，用5ml注射器针头滴药，剩下的做副肾纱条）。
2. 固定气管插管	①递2块大开腹垫，垫入患儿颈部两旁，递4-0带线针（圆针）固定气管导管，递酒精棉球口腔消毒。 ②递1块带线纱布塞入口腔内，防止血液流入咽腔，注入配置好的药液。

续表

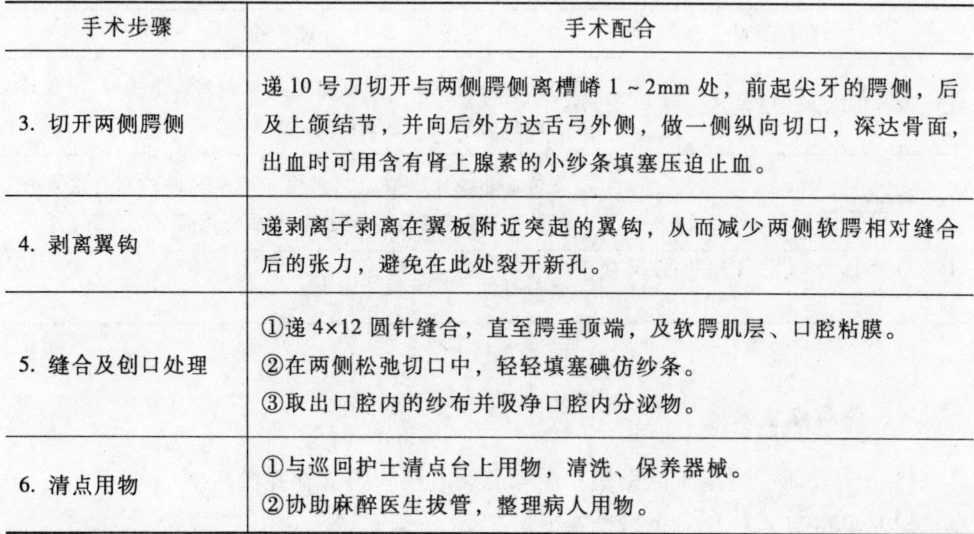

手术步骤	手术配合
3. 切开两侧腭侧	递10号刀切开与两侧腭侧离槽嵴1～2mm处，前起尖牙的腭侧，后及上颌结节，并向后外方达舌弓外侧，做一侧纵向切口，深达骨面，出血时可用含有肾上腺素的小纱条填塞压迫止血。
4. 剥离翼钩	递剥离子剥离在翼板附近突起的翼钩，从而减少两侧软腭相对缝合后的张力，避免在此处裂开新孔。
5. 缝合及创口处理	①递4×12圆针缝合，直至腭垂顶端，及软腭肌层、口腔粘膜。 ②在两侧松弛切口中，轻轻填塞碘仿纱条。 ③取出口腔内的纱布并吸净口腔内分泌物。
6. 清点用物	①与巡回护士清点台上用物，清洗、保养器械。 ②协助麻醉医生拔管，整理病人用物。

五、扩张器取出术

（1）麻醉方式：气管插管全身麻醉。

（2）手术体位：按手术部位需要。

（3）用物：整形包、吸引器、吸引器头、15号刀片、0号丝线、4-0带线针、电刀、无菌记号笔、10ml注射器、油纱、5-0可吸收线、硅胶管针头、敷贴、医用胶。

（4）手术步骤及配合：

手术步骤	手术配合
1. 消毒皮肤	海绵钳夹持活力碘棉球消毒皮肤。
2. 沿原埋植扩张器切口用无菌记号笔定位	无菌记号笔定点。
3. 切开皮肤、皮下组织	递有齿镊、15号刀片切皮。
4. 分开纤维包膜	递弯蚊分开纤维包膜，整形弯剪剪开或电刀切开全部切口。
5. 取出扩张器	弯蚊钳夹取出扩张器。

续表

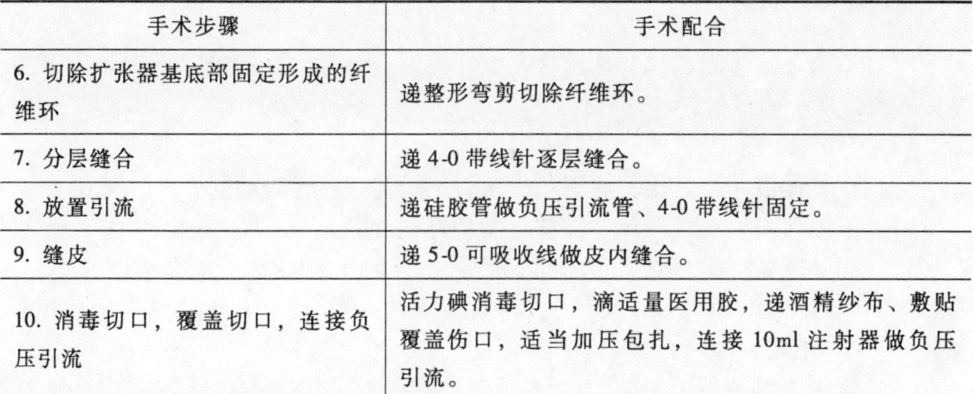

手术步骤	手术配合
6. 切除扩张器基底部固定形成的纤维环	递整形弯剪切除纤维环。
7. 分层缝合	递 4-0 带线针逐层缝合。
8. 放置引流	递硅胶管做负压引流管、4-0 带线针固定。
9. 缝皮	递 5-0 可吸收线做皮内缝合。
10. 消毒切口，覆盖切口，连接负压引流	活力碘消毒切口，滴适量医用胶，递酒精纱布、敷贴覆盖伤口，适当加压包扎，连接 10ml 注射器做负压引流。

六、扩张器置入术

(1) 适应证：需在植皮手术前对取皮区域进行扩张扩充皮源。

(2) 麻醉方式：气管插管全身麻醉。

(3) 手术体位：按手术部位需要。

(4) 用物：中整形包、吸引器、吸引器头、15 号刀片、0 号丝线、4-0 带线针、电刀、无菌性记号笔、10ml 注射器、凡士林油纱。

(5) 手术步骤及手术配合：

手术步骤	手术配合
1. 消毒皮肤	海绵钳夹持活力碘棉球消毒皮肤。
2. 皮肤用无菌性记号笔定位	无菌性记号笔画线定位。
3. 切开皮肤至剥离面	递有齿镊，15 号刀片切开。
4. 根据需要广泛剥离埋植的腔隙并止血	递弯纹钳钝性剥离，电凝止血或 0 号丝线结扎。
5. 置入扩张器	检查扩张器是否渗漏，弯蚊协助置入扩张器。
6. 固定扩张器，距切口 0.5 ~ 1cm 将表面组织与深部组织缝合	递 4-0 带线针缝合数针。
7. 逐层缝合切口	递 4-0 带线针缝合皮肤，根据需要注入适量生理盐水至扩张器。
8. 覆盖切口	递凡士林油纱、纱布，适当加压包扎。

七、腮源性囊肿

（1）适应证：①腮腺部良性肿瘤，如腮腺混合病等。②腮腺部低度恶性肿瘤，而面神经受侵犯的病例。

（2）麻醉方式：气管插管全身麻醉。

（3）手术体位：仰卧位，肩下垫软枕，头后仰，并转向对侧。

（4）手术切口：在囊肿部位沿皮纹做颈部横切口。

（5）用物准备：手术衣、手术巾、手套、电刀、吸引器、无菌性记号笔、10号刀片、15号刀片、0号或1号团线、4-0带线针、5-0可吸收线、橡皮片、敷贴、宽胶膏、穿刺用物一套。

（6）手术步骤及手术配合：

手术步骤	手术配合
1. 器械护士上台准备	①铺好无菌台 ②提前15～30min刷手，整理器械，与巡回护士清点器械、敷料、缝针。 ③协助医生常规铺巾。
2. 定位，切开皮肤及皮下组织	①递2块大开腹垫塞入患儿颈部两旁，无菌记号笔定位。 ②递酒精棉球皮肤消毒，沿囊肿皮肤横纹做横切口，递10号刀片切皮，递皮巾2块。
3. 剥离囊肿	①将胸锁乳突肌向外侧牵拉，以暴露囊肿，递弯血管钳、小平头拉钩，撕开腹垫蘸血。 ②沿囊肿壁分离，避免囊壁破裂，递弯血管钳，电刀切开止血。如囊肿破裂，立即用吸引器吸尽黏液，擦拭过的开腹垫应及时抛弃，不可再用。 ③分离囊壁时注意囊肿下方的舌下神经、副神经、颈内静脉、颈外动脉和囊肿浅表的面静脉，必要时面静脉可结扎或5×14圆针0号丝线缝扎，线剪剪线。 ④囊肿分离后，注意有一结缔组织束与咽相连，其内有纤细瘘管应结扎切断，递弯血管钳2把，钳夹两端，电刀切断结缔组织束，0号线两端分别结扎，线剪剪线。
4. 缝合伤口	①逐层缝合，递4-0带线针缝合肌层，5-0可吸收线缝皮下。 ②酒精棉球消毒皮肤，5-0可吸收线皮内缝合，必要时放置橡皮引流片。 ③保留囊肿标本，用10%福尔马林固定，同病检单一同放于送检处。

八、下颌血管瘤切除术

（1）适应证：下颌部血管瘤。

（2）麻醉方式：气管插管全身麻醉。

（3）手术体位：仰卧位、肩下垫软枕、头后仰并转向对侧。

（4）手术切口：在血管瘤部位沿皮纹做梭形切口。

（5）术前准备：手术衣、手术巾、手套、电刀、无菌性记号笔、15号或11号刀片、0号团线、1%盐酸肾上腺素、5-0可吸收线、敷贴、（1ml、5ml、10ml）注射器、2%利多卡因、0.9%氯化钠，根据血管瘤大小准备大、小整形器械包、医用胶、红霉素眼膏。

（6）手术步骤及手术配合：

手术步骤	手术配合
1. 常规消毒、铺巾	递消毒钳夹活力碘棉球消毒。
2. 无菌性记号笔做切口标记	无菌性记号笔画线做标记。
3. 配制药液	配制药液：10ml 0.9%氯化钠加10ml 2%利多卡因加入3滴肾上腺素。
4. 配制好的药液沿肿瘤边缘均匀注射	用5ml注射器抽吸药液沿瘤体边缘均匀注入，使瘤体膨出，与基底正常组织分离，并起到止血的作用。
5. 沿血管瘤做梭形切口	递15号刀片切皮，电刀切开皮下，分离瘤体，边切边止血。
6. 分离血管瘤	边切边用血管钳止血，大血管用0号团线结扎，小心分离避免出血，瘤体切下，用浸透副肾的小纱布压迫创面止血。
7. 逐层缝合	用5-0可吸收线缝合皮下，并做皮内缝合。
8. 覆盖切口	切口滴适量医用胶，并用红霉素软膏涂抹，用单层小纱布覆盖，敷贴封切口。
9. 保留并固定标本	妥善保管标本，并用10%福尔马林固定，同病检单放于送检处。

第九节　脑外手术配合

一、额叶肿瘤切除术

（1）麻醉方式：气管插管全身麻醉。

（2）手术体位：仰卧位。

（3）手术切口：起自鼻根上 3～4cm，沿中线矢状缝上行至发际稍后，以弧形拐向下方至颞部至终止于颧弓缘，皮瓣呈马蹄形。

（4）手术用物：脑外器械包、手术衣，手术巾、手套、钢尺、棉签、脑棉、明胶海绵、双极电凝、电刀笔、脑外电钻、骨蜡、3% 过氧化氢、医用手术薄膜（脑外专用）、显微镜套、吸引器头、冲创器、10 号刀片、11 号刀片、2-0 带线针、3-0 带线针、4-0 带线针、7 号带线针、神经拉钩、银夹、一次性头皮夹。

（5）手术步骤及手术配合：

手术步骤	手术配合
1. 铺好无菌器械台	
2. 提前 15～30 分钟刷手，整理器械，与巡回护士清点器械、敷料、缝针	
3. 手术野常规消毒铺巾，铺医用手术薄膜	
4. 切开皮肤，皮下组织	递刀切开皮肤、皮下组织，干纱布擦血，递头皮钳及头皮夹止血。
5. 游离皮瓣	递刀游离皮瓣，电凝止血。
6. 保护切口	递头皮钩将皮瓣固定于无菌巾上，皮瓣下垫一长纱垫，生理盐水纱布覆盖于皮瓣上。
7. 切开并固定骨膜	递刀及脑膜剥离子分离骨膜。
8. 颅骨钻孔	递电钻钻孔，钻孔时递冲洗器冲水，递剥离子将骨末保存于小药杯内，递盐水棉片或明胶海绵填入孔内止血。

续表

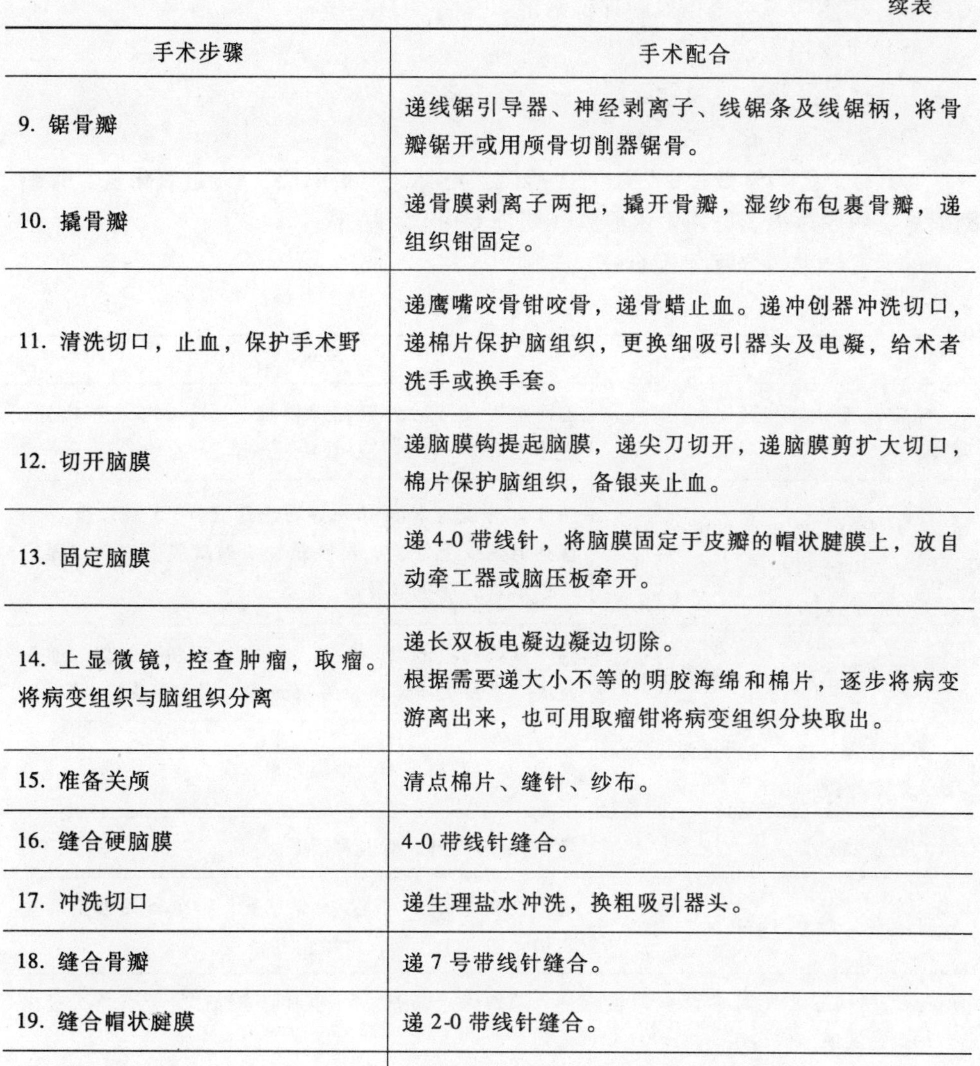

手术步骤	手术配合
9. 锯骨瓣	递线锯引导器、神经剥离子、线锯条及线锯柄，将骨瓣锯开或用颅骨切削器锯骨。
10. 撬骨瓣	递骨膜剥离子两把，撬开骨瓣，湿纱布包裹骨瓣，递组织钳固定。
11. 清洗切口，止血，保护手术野	递鹰嘴咬骨钳咬骨，递骨蜡止血。递冲创器冲洗切口，递棉片保护脑组织，更换细吸引器头及电凝，给术者洗手或换手套。
12. 切开脑膜	递脑膜钩提起脑膜，递尖刀切开，递脑膜剪扩大切口，棉片保护脑组织，备银夹止血。
13. 固定脑膜	递 4-0 带线针，将脑膜固定于皮瓣的帽状腱膜上，放自动牵工器或脑压板牵开。
14. 上显微镜，控查肿瘤，取瘤。将病变组织与脑组织分离	递长双板电凝边凝边切除。 根据需要递大小不等的明胶海绵和棉片，逐步将病变游离出来，也可用取瘤钳将病变组织分块取出。
15. 准备关颅	清点棉片、缝针、纱布。
16. 缝合硬脑膜	4-0 带线针缝合。
17. 冲洗切口	递生理盐水冲洗，换粗吸引器头。
18. 缝合骨瓣	递 7 号带线针缝合。
19. 缝合帽状腱膜	递 2-0 带线针缝合。
20. 缝合皮下组织	递乙醇棉球消毒，2-0 带线针间断缝合。
21. 缝合皮肤	递 3-0 带线针间断缝合。

二、急性硬脑膜下血肿清除术

（1）适应证：外伤引起的急性硬脑膜下血肿所致的颅内压增高者。

（2）麻醉方式：气管插管全身麻醉。

（3）手术体位：仰卧位或侧卧位。

(4) 手术切口：根据血肿部位确定。

(5) 手术用物：

①器械：开颅包、颅骨电钻、一次性头皮夹。

②布类：手术衣、巾。

③其他：0.25%普鲁卡因、肾上腺素、电钻、双极电凝、3%过氧化氢、骨蜡、脑棉片、明胶海绵、医用手术薄膜（脑外专用）、头架。

(6) 手术步骤及手术配合：

手术步骤	手术配合
1. 消毒皮肤，铺巾，贴医用手术薄膜	递海绵钳夹持活力碘棉球消毒、递手术巾、布巾钳、递手术薄膜、干纱垫一块协助贴膜。
2. 头皮注射：沿切口每隔 2～3cm 做腱膜下注射	备 0.25%普鲁卡因 200ml+肾上腺素 4～5 滴，递 20ml 注射器做皮下注射，再换长针头做腱膜下注射，固定吸引器管、双极电凝器。
3. 弧形切开皮肤皮下及腱膜层	递干纱垫两块于切口两侧，递 10 号刀切开头皮，递头皮夹钳夹持头皮止血，递 3mm 侧孔吸引器头持续吸引。
4. 游离皮瓣止血，弹簧拉钩拉开皮瓣，暴露骨板	递 10 号刀游离皮瓣，电凝止血，递头皮拉钩牵开。
5. 切开及剥离骨膜	递 10 号刀切开，骨膜剥离子剥离。
6. 于血肿骨板上方钻孔	递手摇颅骨钻或电动颅骨钻钻孔，冲创器抽吸生理盐水边钻边滴于孔周，骨蜡止血。
7. 切开硬脑膜（此时瘀血立即喷出）迅速缓解颅内高压	递骨膜钩钩起脑膜，11 号刀切开脑膜，吸引器头吸出血块。
8. 轻轻压下脑皮质，进一步排出凝血块	递窄脑压板。
9. 锯开骨瓣，在需切开骨瓣的边缘钻上一小孔，再用电铣刀切开颅骨瓣，扩大硬脑膜切口	递电动或气动开颅钻、开颅铣刀锯开骨瓣，骨蜡止血，递脑膜剪剪开硬脑膜。
10. 检查并清除脑室内积血，清理血肿，彻底止血	递吸引器头吸残余血块及碎化脑组织，电凝止血。

续表

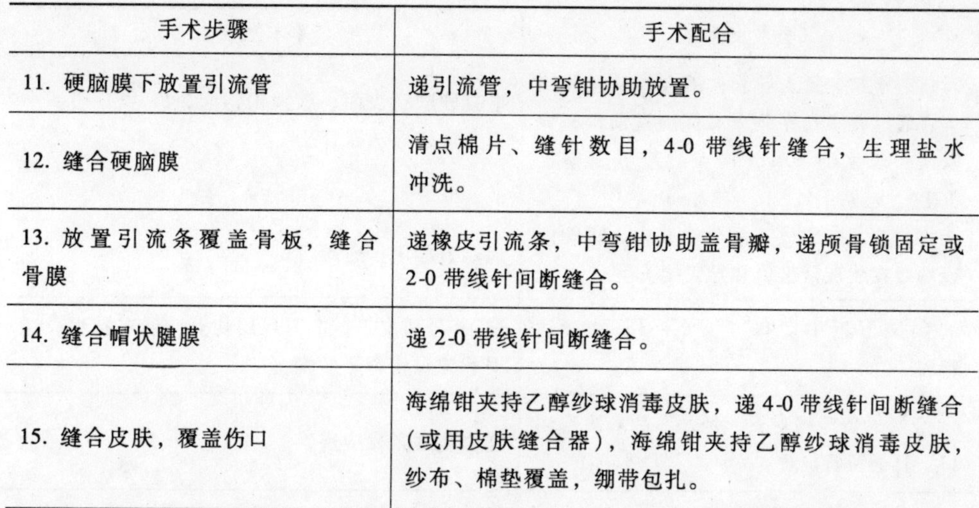

手术步骤	手术配合
11. 硬脑膜下放置引流管	递引流管，中弯钳协助放置。
12. 缝合硬脑膜	清点棉片、缝针数目，4-0 带线针缝合，生理盐水冲洗。
13. 放置引流条覆盖骨板，缝合骨膜	递橡皮引流条，中弯钳协助盖骨瓣，递颅骨锁固定或 2-0 带线针间断缝合。
14. 缝合帽状腱膜	递 2-0 带线针间断缝合。
15. 缝合皮肤，覆盖伤口	海绵钳夹持乙醇纱球消毒皮肤，递 4-0 带线针间断缝合（或用皮肤缝合器），海绵钳夹持乙醇纱球消毒皮肤，纱布、棉垫覆盖，绷带包扎。

三、脑室-腹腔分流术

（1）适应证：各类型的脑积水，包括阻塞性脑积水、交通性脑积水、常压性脑积水等。

（2）麻醉方式：气管插管全身麻醉。

（3）手术体位：仰卧位，头侧向左侧，右肩下垫一小枕。

（4）手术切口：头部切口+剑突下切口。

（5）手术用物：脑外器械包、手术衣、手术巾、手套、10 号刀片、11 号刀片、4 号丝线、2-0 带线针、0 号带线针、4-0 带线针、医用手术薄膜、电刀、加压网状帽、颅骨钻、脑室-腹腔分流管、金属通条。

（6）手术步骤及手术配合：

手术步骤	手术配合
1. 术野贴医用手术薄膜	递手术薄膜、干纱垫 1 块协助贴膜。
2. 头部切口和置管 ①于耳廓上 4～5cm 向后 4～5cm 小马蹄形切开皮瓣、骨膜，并外翻 ②位于皮瓣中央偏下方颅骨钻孔，孔径大小需同贮液器底座相当	递 10 号刀切开头皮、皮下、帽状腱膜，电凝止血，组织剪适当分离头皮四周与骨膜，10 号刀切开骨膜，骨膜剥离子剥离骨膜。 递骨钻和合适的钻头，修整骨孔缘，骨蜡止血。

续表

手术步骤	手术配合
③脑室穿刺，置入导管；用金属导丝的脑室管通过硬膜孔穿刺入右侧脑室前角，剪取适当长度的导管，接在贮液器底座接头上 ④将贮液器底座放入颅骨钻孔内，将阀门近端接在贮液器出口和导管接头上	电凝硬脑膜表面，脑膜钩钩起，11 号刀切一小口，递带导丝导管及线剪。 递贮液器座，递阀门。
3. 剑突下正中切口，长 2～3cm，直达腹膜	递 10 号切皮刀，电刀逐层切开，纱布拭血，递甲状腺拉钩牵开显露。
4. 金属通条穿越皮下，经颈、胸到腹部切口，打通留管隧道	递金属通条做隧道。
5. 于金属通条头端孔上拉出通条，留置导管，将腹腔导管上端接在阀门出口端	递 4 号丝线将导管绑扎金属通条头端。
6. 切开腹膜，暴露肝脏左叶部分，将腹腔管末端置于肝脏膈面上（在腹腔内长度约 15cm）	递小弯钳 2 把吊起腹膜，10 号刀切一小口，组织剪扩大，长镊，中弯钳置管。
7. 将导管固定在肝圆韧带上	递 2-0 带线针缝扎固定导管。
8. 关腹	清点用物。分别递 7 号带线针、2-0 带线针缝合腹膜、鞘膜、皮下，4-0 带线针缝合皮肤。
9. 覆盖伤口	用酒精棉球消毒皮肤，纱布覆盖。
10. 缝合头部切口，覆盖切口	分别用 2-0 带线针、4-0 带线针缝膜状腱膜、皮下、头皮，用酒精棉球消毒皮肤，纱布覆盖，头部敷料外套加压网状帽。

四、小脑桥脑角肿瘤手术

（1）麻醉方式：气管插管全身麻醉。

（2）手术体位：侧卧位、俯卧位或上头架。

（3）手术切口：枕下开颅、旁正中切口。

（4）手术用物：脑外器械包、手术衣、手术巾、手套、钢尺、棉签、脑棉、明胶海绵、双极电凝、电刀笔、骨蜡、3%过氧化氢、医用手术薄膜、显微镜套、

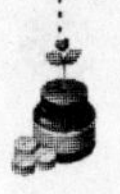

吸引器头、冲创器、10 号刀片、11 号刀片、2-0 带线针、4-0 带线针、0 号带线针、3-0 带线针、脑外电钻。

（5）手术步骤及手术配合：

手术步骤	手术配合
1. 手术野常规消毒、铺巾，铺无菌皮膜	
2. 切开皮肤、皮下组织	递刀切开皮肤、皮下组织，双极电凝止血，乳突牵开器牵开切口。
3. 切开筋膜，分离骨膜与颈肌附着处	递刀切开，递骨膜剥离器剥离。
4. 暴露枕骨、钻孔	递后颅凹牵开器，递脑外电钻。
5. 咬除枕骨	递鹰嘴咬骨钳咬骨，递骨蜡止血。
6. 冲洗伤口，保护硬脑膜	递冲创器冲洗切口，术者洗手或换手套，递棉片保护脑膜，更换细吸引器头。
7. 切开脑膜	递脑膜钩提起脑膜，递尖刀切开，递脑膜剪扩大切口。
8. 固定脑膜	递 4-0 带线针，将脑膜悬吊。
9. 上显微镜，探视小脑桥脑角	递自动牵开器，充分暴露桥小脑角。
10. 取瘤	递显微剪刀切开包膜，递长双极电凝，边凝边切除，根据需要递大小不等的明胶海绵和棉片，逐步将病变游离出来，也可用取瘤钳将病变组织分块取出。
11. 准备关颅	清点棉片、缝针、纱布……
12. 缝合硬脑膜	递 4-0 带线针缝合。
13. 缝合枕肌	递 0 号带线针缝合。
14. 缝合筋膜	递 2-0 带线针缝合。
15. 缝合皮下组织	递乙醇棉球消毒，用 2-0 带线针缝合。
16. 缝合皮肤	递 4-0 带线针缝合。

第十节　骨科手术配合

一、Salter 手术

（1）适应证：髋脱。

（2）麻醉方式：气管插管麻醉、硬膜外阻滞麻醉。

（3）手术体位：仰卧位，患侧臀部垫高 10cm。

（4）器械用物：阑尾包、骨科特殊器械（髓核钳、阴阳锉、骨刀、线锯、扩臼器、起子、骨膜剥离子、弯针器、三用钳、钢板、克氏针（1.5mm×230mm））、电钻、石膏。

一次性用物：10 号刀片、11 号刀片、2-0 可吸收线、0 号可吸收线、4-0 带线针、导尿管、医用手术薄膜、冲创器、吸引器、电刀、骨蜡、4 号丝线、7 号丝线、7×20 圆针、8×24 三角针、10×20 圆针。

（5）手术切口：髋关节外侧切口。

（6）手术步骤及手术配合：

手术步骤	手术配合
1. 消毒皮肤	递 2% 碘酊、75% 酒精脱碘，铺巾待干，铺医用手术薄膜。
2. 切开皮肤	递干开腹垫 2 块、有齿镊、10 号刀片，电刀止血。
3. 暴露髋关节囊	递甲状腺拉钩牵开阔筋膜张肌和缝匠肌间隙，递骨膜剥离子剥离附近髂骨翼的股骺软骨外侧、臀中肌的前侧部分和臀小肌至髋臼上缘核坐骨大切迹的前侧；递干开腹垫填塞，止血分离；递 11 号刀片切股直肌，递 7×20 圆针，7 号丝线牵引，将股直肌翻转固定。
4. 清理关节囊（即真臼）	递 2 把 COCO 钳，提起关节囊，递 11 号刀片做与髋臼缘平行的切口，递 8×24 三角针，7 号丝线做牵引，递 14cm 弯钳夹线固定，递无损伤钳和长柄 11 号刀，剥离切断关节囊与股骨间的粘连及狭窄部，切除肥厚的圆韧带，递髓核钳清理髋臼内的脂肪纤维和纤维组织，检查髋臼深度、股骨头的形状，小心地把股骨头纳入臼内。
5. 缝合关节囊	递冲创器、生理盐水，冲洗伤口并彻底止血，递 1/2 胖圆针或 10×20 三角针穿双 0 号可吸收线，重叠缝合关节囊，用静脉注射针头剪去针头，保留软管插入关节囊，将海洛特注到关节囊内。

续表

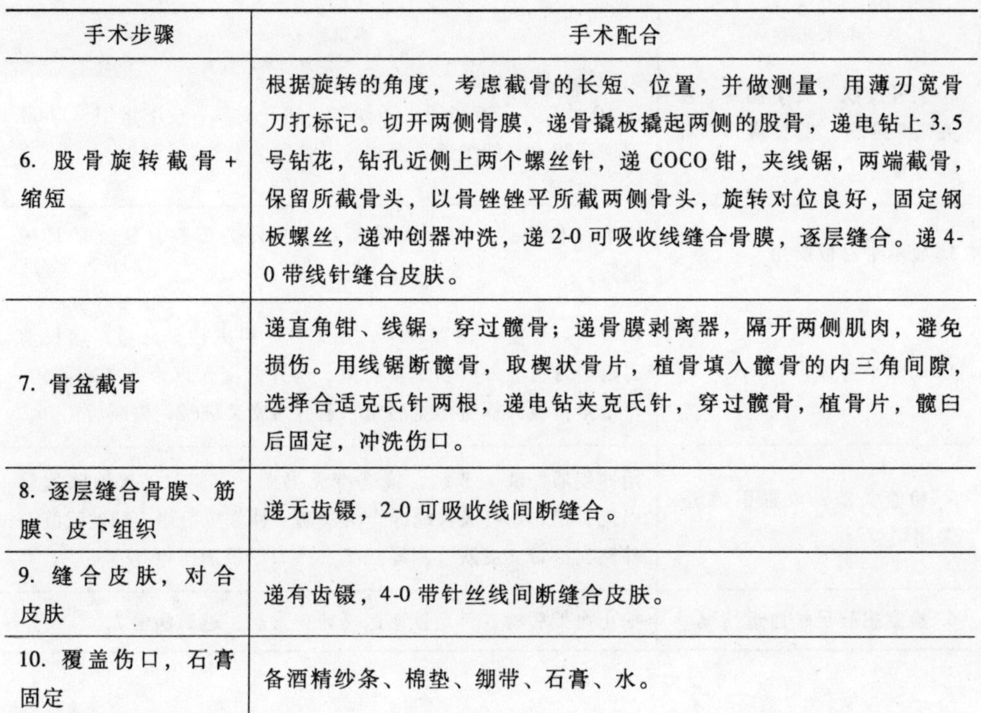

手术步骤	手术配合
6. 股骨旋转截骨+缩短	根据旋转的角度，考虑截骨的长短、位置，并做测量，用薄刃宽骨刀打标记。切开两侧骨膜，递骨撬板撬起两侧的股骨，递电钻上3.5号钻花，钻孔近侧上两个螺丝针，递COCO钳，夹线锯，两端截骨，保留所截骨头，以骨锉锉平所截两侧骨头，旋转对位良好，固定钢板螺丝，递冲创器冲洗，递2-0可吸收线缝合骨膜，逐层缝合。递4-0带线针缝合皮肤。
7. 骨盆截骨	递直角钳、线锯，穿过髋骨；递骨膜剥离器，隔开两侧肌肉，避免损伤。用线锯断髋骨，取楔状骨片，植骨填入髋骨的内三角间隙，选择合适克氏针两根，递电钻夹克氏针，穿过髋骨，植骨片，髋臼后固定，冲洗伤口。
8. 逐层缝合骨膜、筋膜、皮下组织	递无齿镊，2-0可吸收线间断缝合。
9. 缝合皮肤，对合皮肤	递有齿镊，4-0带针丝线间断缝合皮肤。
10. 覆盖伤口，石膏固定	备酒精纱条、棉垫、绷带、石膏、水。

二、半月板手术

（1）适应证：膝关节损伤。

（2）麻醉方式：连续硬膜外阻滞麻醉复合基础麻醉。

（3）手术体位：平卧位、膝屈卧位。

（4）手术切口：膝关节内侧弧形切口（内侧）、膝前外侧切口（外侧）。

（5）手术用物：手术衣、手术巾、手套、10号刀片、11号刀片、1号丝线、5/0可吸收线、皮膜、已消毒电动气压止血带、驱血带、吸引器、棉垫、头灯、阑尾器械包，另加器械COCO钳、直角钳、骨膜剥离子、半月板拉钩、半月板刀、长剪刀、冲创器。

（6）手术步骤及手术配合：

手术步骤	手术配合
1. 消毒皮肤	递2%碘酒75%乙醇消毒皮肤，铺皮膜，患肢上电动气压止血带。

续表

手术步骤	手术配合
2. 切开皮肤、皮下组织、膝关节纤维囊、滑膜囊，显露膝关节腔	递10号刀片、有齿镊、干纱布，切开皮肤、皮下组织，11号刀切开膝关节纤维囊、滑膜囊，达膝关节腔。
3. 显示半月板前角	用半月板拉钩，打开腙前脂肪，膝外关节腔，显露半月板前角。
4. 切除半月板	调节头灯位置，在直视下，用COCO钳夹住半月板，用长剪刀沿半月板前外侧切除至前角，避开前交叉韧带，离断前角，再沿半月板外侧后切至后角，避开后交叉韧带，离断后角。
5. 检查关节，放置引流管，关闭切口	用冲创器冲洗关节腔，检查有无出血，屈膝位，于前膝置管引流，用5/0可吸收线缝合滑膜囊。伸膝位，用1号丝线缝合外侧支持带、皮肤。用厚棉垫、弹力绷带加压包扎。
6. 检查患肢足趾血运情况	松止血带后检查，足趾血运循环正常后，返回病房。

三、肱骨开放复位、克氏针内固定、石膏外固定

（1）适应证：肱骨髁骨上骨折、肱骨外髁骨骨折。

（2）麻醉方式：气管插管全身麻醉。

（3）手术体位：仰卧位。

（4）特殊器械：骨科器械包、气压止血仪、克氏针、电钻、2-0可吸收线、4-0可吸收线、4-0丝线、医用手术薄膜。

（5）手术步骤及手术配合：

手术步骤	手术配合
1. 消毒皮肤	递2%碘酒、75%乙醇消毒皮肤。
2. 患肢上止血带、术野贴医用手术薄膜	递纱布1块，驱血带驱血，协助铺医用手术薄膜。
3. 自肱骨外上髁骨做纵切口切开皮肤、皮下及深筋膜	铺干纱布2块于切口两侧拭血，递有齿镊、10号刀片。
4. 切开，剥离骨膜显露肱骨下端	递11号刀片、骨膜剥离子剥离。

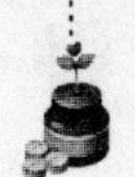

续表

手术步骤	手术配合
5. 复位骨折的断端，从内外髁各打入克氏针 1 枚，电透复位好	递电钻、克氏针固定。
6. 冲洗切口	递冲创器稀释活力碘，生理盐水冲洗。
7. 缝合骨膜、肱三头肌、筋膜、皮下组织	递无齿镊、2-0 可吸收线、4-0 吸收线缝合。
8. 缝合皮肤，覆盖切口	递有齿镊，4-0 丝线缝合皮肤，纱布敷贴覆盖伤口。
9. 行石膏固定	备绷带、棉垫、石膏、水。

四、股骨病灶清除术

（1）适应证：骨结核，经长期非手术治疗，病变未稳定，症状依然存在；慢性骨髓炎经久不愈，瘘管反复穿破，伴有无效腔。

（2）麻醉方式：气管插管全身麻醉、连续硬膜外阻滞麻醉复合静脉麻醉。

（3）手术体位：仰卧位，患侧垫高 30°。

（4）手术切口：股骨外侧切口。

（5）特殊用物：阑尾器械包，另加各型骨刀、骨膜剥离子、刮匙、骨锤、咬骨钳、摇钻或电钻、股骨拉钩、2-0 可吸收线，2-0 带线针、4-0 带线针、医用手术薄膜、已消毒气压止血带、驱血带、吸引器、电刀、冲创器、硅胶引流管、骨蜡、绷带、棉垫。

（6）手术步骤及手术配合：

手术步骤	手术配合
1. 消毒皮肤，铺巾，术野贴医用手术薄膜	递手术薄膜、干纱垫 1 块协助粘膜。
2. 根据手术部位选择是否使用止血带	递无菌止血带、驱血带、无菌绷带。
3. 自股骨大转子至股骨外踝连线上纵行切开皮肤、皮下及深筋膜	递有齿镊定位，10 号刀切皮干纱垫于切口两侧拭血，电刀逐层切开。
4. 纵行切开髂胫束	递甲状腺拉钩牵开，10 号刀或电刀切开。

续表

手术步骤	手术配合
5. 沿肌间进入游离、切开股外侧肌，显露骨膜	递中弯钳游离，骨膜剥离子，电刀切开，拉钩牵开显露。
6. 剥离骨膜，显露病灶股骨干	递胫骨拉钩保护周围组织，骨膜剥离子剥离，干纱垫拭血，吸引器头吸引，湿纱垫保护周围组织。
7. 在股骨病灶处开窗	递电钻或摇钻，3.0 号钻花钻孔，骨刀掀开股骨，咬骨钳修剪。
8. 清除病灶	递刮匙清除坏死组织，咬骨钳摘除。
9. 冲洗脓腔	递冲创器稀释活力碘，生理盐水反复冲洗，更换污染器械、敷料及手术者手套，加铺无菌巾。
10. 植骨，骨松质填塞 ①取自体髂骨做自体骨移植 ②同种异体冻干松质骨条做填充	递长弯血管钳持适宜骨条填塞。 递骨刀、骨锤取髂骨，骨蜡止血，骨块干燥保存。 递生理盐水浸泡骨条。
11. 冲洗切口，放置引流	递冲创器稀释活力碘，生理盐水反复冲洗，吸引管吸引，递 11 号刀片、长弯钳，硅胶引流管放置引流，2-0 带线针固定。
12. 缝合切口 ①逐层缝合骨膜、肌肉及筋膜、皮下各层 ②缝合皮肤，对合皮肤	递无齿镊，2-0 可吸收线间断缝合。 递 4-0 带线针间断缝合，2 把有齿镊对合皮肤。
13. 松开气压止血带	
14. 覆盖切口	递 75% 酒精棉球拧干，消毒皮肤，纱布覆盖。
15. 石膏外固定	递棉垫、绷带、石膏、水。

五、经皮克氏针固定

（1）适应证：多用于上肢特别是肱骨骨折。

（2）麻醉方式：气管插管全身麻醉。

（3）手术体位：平卧位。

（4）手术用物：骨科牵引包、手术衣、手术巾、手套、克氏针、小治疗巾、绷带、棉垫、电钻、C-臂 X 线透视机。

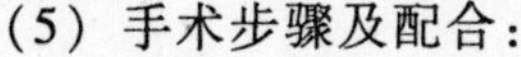

（5）手术步骤及配合：

手术步骤	手术配合
1. 消毒皮肤，铺巾	递消毒液消毒皮肤，常规铺巾，递小治疗巾及绷带包裹肢体末端。
2. 骨折端复位	协助手法复位，递绷带固定于屈曲位。C-臂 X 线透视机透视复位情况。
3. 根据骨折部位，选择进针点，行克氏针固定	递克氏针刺过骨膜后，递电钻进行克氏针固定。
4. 检查骨折固定情况	C-臂 X 线透视机检查。
5. 弯曲克氏针，石膏固定	递三用钳及两把弯针器，弯曲克氏针尾端，纱布覆盖，绷带包扎。

六、臀肌松解术

（1）适应证：臀肌挛缩症。

（2）麻醉方式：连续硬膜外麻醉复合基础麻醉、气管插管全身麻醉。

（3）手术体位：侧卧位。

（4）手术切口：股骨大转子上方纵切口。

（5）特殊用物：阑尾包、直角钳、骨膜剥离子、电刀、10 号刀片、11 号刀片、医用手术薄膜、吸引器、7×20 三角针、1 号丝线、2-0 带线针、引流管、小治疗巾、绷带、棉垫。

置患儿于侧卧位，注意保护患儿肢体及皮肤。

（6）手术步骤及手术配合：

手术步骤	手术配合
1. 消毒皮肤，术野贴医用手术薄膜	递消毒液消毒（手术野）皮肤，常规铺巾后递小治疗巾小绷带包住未消毒的小腿小足部，递手术薄膜、干纱垫 1 块，协助铺医用手术薄膜。

续表

手术步骤	手术配合
2. 股骨大转子上方纵切口，切开皮肤及皮下组织	递10号刀片切开皮肤，更换电刀逐层切开至皮下组织。
3. 于阔筋膜张肌、部位臀大肌、臀中肌、臀小肌外侧，分次切断上述挛缩组织止血	递11号刀片、小骨膜剥离子，切断挛缩组织后，递电刀止血。
4. 冲洗伤口	递冲创器、吸引器冲洗伤口。
5. 放置伤口引流	无活动出血后递11号刀片16cm弯血管钳置入硅胶引流后用2-0带线针固定。
6. 全层缝合切口	递7×20三角针和1号丝线间断缝合皮肤。
7. 覆盖伤口	酒精棉球消毒皮肤，酒精纱布敷贴覆盖伤口。

七、膝关节镜下滑膜切除手术

（1）适应证：膝关节损伤，膝关节炎。

（2）麻醉方式：气管插管全身麻醉。

（3）手术体位：平卧位。

（4）手术切口：放镜头处做小切口。

（5）特殊用物：11号刀片、4-0带线针、脑外医用手术薄膜、5ml注射器、输液器、冲注液、已消毒电动气压止血带、驱血带、吸引器、疝气器械包、膝关节镜器械1套。

（6）手术步骤及手术配合：

手术步骤	手术配合
1. 消毒皮肤，铺无菌单	递碘酒，酒精纱布消毒，铺无菌巾。
2. 连接冷光源、吸引管、摄像头、输液器	摄像头套好无菌套，并连接关节镜，将关节镜各部件按使用顺序依次排列于无菌桌上。
3. 用尖刀在关节患侧切一小口，用5ml注射器向关节腔注入生理盐水，使其膨胀，放入镜鞘及关节镜	递11号尖刀切开皮肤，递小弯钳扩大切口，递5ml注射器向关节腔注入生理盐水，使其膨胀，先放入镜鞘，再放入关节镜。

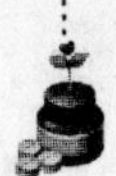

续表

手术步骤	手术配合
4. 行滑膜切割或取活检	递回旋切割刀或组织钳。
5. 检查完毕，缝合小切口	递4-0带线针缝合伤口，包扎伤口

八、先天性斜颈胸锁乳突肌切断术

（1）适应证：先天性斜颈非手术治疗未收到满意效果的。

（2）麻醉方式：气管插管全身麻醉。

（3）手术体位：仰卧位，垫高肩部，颜面部向健侧倾斜，完全暴露挛缩的胸锁乳突肌。

（4）手术切口：患侧锁骨上内1~1.5cm处沿颈横纹切3~4cm的切口。

（5）特殊用物：疝气器械包、10号刀片、11号刀片、电刀、直角钳、橡皮片、4-0带线针或5-0可吸收线。

（6）手术步骤及配合：

手术步骤	手术配合
1. 手术野常规消毒铺巾	递4把布巾钳，并固定电刀。
2. 切开皮肤，暴露颈阔肌，并沿切口切断颈阔肌	递酒精棉球消毒皮肤，递10号刀切皮，递干开腹垫拭血，并用电刀止血，逐层切开颈阔肌。
3. 分离胸锁乳突肌的锁骨头和胸骨头	递14cm弯血管钳钝性分离。
4. 挑起胸锁乳突肌的锁骨头和胸骨头，沿血管钳上下切断肌肉，并切除1~2cm，断端止血	递直角钳挑起胸锁乳突肌，递16cm的血管钳夹住肌肉，递电刀沿血管钳上下端切断肌肉，并予电刀止血。
5. 转头实验，检查是否完全松解胸锁乳突肌	巡回护士在台下将患者的头左右转动90度。
6. 切口缝合，必要时切口内放橡皮引流条	递5-0的可吸收线及无齿镊皮内缝合或4-0带线针及有齿镊间断缝合。
7. 覆盖伤口	递酒精棉球消毒缝合口，递酒精纱条及敷贴包扎伤口。

九、选择性神经根切断术

（1）适应证：脑瘫。

（2）麻醉方式：气管插管全身麻醉。

（3）手术体位：俯卧位。

（4）手术切口：腰骶椎后路正中切口。

（5）特殊用物：脊椎器械包、各型锥板咬骨钳、骨刀、脑外吸引管、颅后窝撑开器、鸭嘴咬骨钳、显微剪刀、神经剥离子、Cobb 剥离子、医用手术薄膜、脑棉片、双极电凝、骨蜡、明胶海绵、硅胶引流管、吸引器、电刀、10 号刀片、11 号刀片，2-0 可吸收线、4-0 可吸收线，2-0 带线针、4-0 带线针。

（6）手术步骤及手术配合：

手术步骤	手术配合
1. 消毒皮肤，铺巾，术野贴医用手术薄膜	递 2% 碘酊，75% 酒精棉球消毒，干纱垫 1 块协助贴膜。
2. 腰 2 至骶 1 之间切开皮肤及皮下组织	递短有齿镊定位，10 号刀切皮，2 块干纱垫于切口两侧拭血，电刀切开皮下。
3. 于棘突中线切开棘上韧带与椎旁肌附着处	递电刀切开，条形干纱垫于切口两侧压迫止血。
4. 骨膜下分离侧骶棘肌，显露椎板	递骨膜剥离子或 Cobb 骨膜剥离子剥离后，递颅后窝撑开器。
5. 剪去棘突，切断棘间韧带及黄韧带，咬开部分椎板	递咬骨钳剪去棘突，11 号刀切断韧带，椎板咬骨钳咬开椎板，脑外吸引器头吸引，骨蜡止血。
6. 切开硬膜	递长无齿镊，4×10 圆针，4-0 丝线缝吊硬膜 4 针，蚊式钳牵引线尾，切开硬膜，11 号刀片，枪状镊夹棉片塞上方椎管，以减少脑脊液外漏，取头低脚高位。
7. 分离神经束	递神经剥离子分离出神经束。
8. 切断神经根	递神经剥离子，双极电凝或显微剪刀剪断。
9. 缝合硬膜	递枪状镊取出棉片，4-0 可吸收线连续缝合硬膜。
10. 切口内引流	递 11 号刀片、长弯钳、硅胶引流管，2-0 带线针固定。

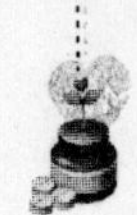

续表

手术步骤	手术配合
11. 缝合切口	递冲创器，稀释活力碘，生理盐水反复冲洗，递有齿镊，2-0 可吸收线逐层间断缝合腰背筋膜。
12. 缝合皮肤，对合皮肤	递有齿镊，4-0 带线针间断缝合。
13. 覆盖切口	递 75% 酒精棉球拧干消毒皮肤，纱布覆盖。

十、跟腱延长术

（1）适应证：跟腱挛缩、马蹄足畸形。

（2）麻醉方式：气管插管全身麻醉。

（3）手术体位：仰卧位。

（4）特殊用物：直角钳 4-0 可吸收线、防粘连膜、医用手术薄膜、气压止血带、4-0 带针线。

（5）手术切口：小腿后侧远端正中切口。

（6）手术步骤及手术配合：

手术步骤	手术配合
1. 患肢上气压止血带	递棉卷、绷带、气压止血带。
2. 常规消毒皮肤，铺巾	递卵圆钳夹、2% 碘酊、75% 酒精棉球消毒。
3. 术野贴医用手术薄膜	递医用手术薄膜、干纱垫 1 块，协助贴膜。
4. 抬高患肢，驱血	递驱血带驱血，设置压力 40kPa（300mmHg），时间 60min。
5. 自跟腱外缘向下 10～12cm 终止于跟腱抵止外纵行切开皮肤，皮下组织	递干纱垫 2 块于切口两侧拭血，递有齿镊、10 号刀片。
6. 切开深筋膜，向外侧牵开，显露跟腱	递小甲状腺拉钩牵开，11 号刀片切开，14cm 弯血管钳钝性分离。
7. “Z”形切断跟腱	

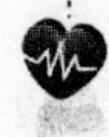

续表

手术步骤	手术配合
8. 背屈踝关节，矫正足下垂，必要时松解踝关节囊，充分纠正畸形	递直角钳或14cm弯血管钳，11号刀片切断。 递14cm弯血管钳钝性分离，11号刀片切开。
9. 缝合已延长的跟腱，缝合外包裹防粘连膜	递无齿镊、4-0可吸收双直针Bennell。
10. 逐层缝合 ①缝合深筋膜，皮下组织 ②缝合皮肤，对合皮肤	递无齿镊，4-0可吸收线间断缝合；递有齿镊2把剥离术野医用手术薄膜，4-0可吸收线间断缝合。
11. 松气压止血带	
12. 覆盖伤口	递75%酒精棉球消毒皮肤，纱布、棉垫、绷带包扎。
13. 石膏固定	备石膏、水。

另：1岁以内婴儿行跟腱延长手术后，可用克氏针固定跟骨后行石膏固定术。

十一、椎弓根螺钉内固定术

（1）适应证：脊柱畸形、脊柱肿瘤、T8至骶椎所有不稳定性脊柱骨折、韧带断裂。

（2）麻醉方式：气管插管全身麻醉。

（3）手术体位：俯卧位，病人俯卧于可透过X线的手术床上。

（4）手术切口：以病椎为中心腰椎后路正中切口。

（5）特殊用物：脊柱基本器械、髓核器械、椎弓根螺钉固定器械（公司器械）、C-臂X线透视机、能透X线的手术床、双极电凝、电刀、骨蜡、棉片、明胶海绵或止血纱布、生物蛋白胶、引流管、冲创器、10号刀片、11号刀片、2-0可吸收线、2-0丝线、4-0丝线。

（6）手术步骤及手术配合：

手术步骤	手术配合
1. 消毒皮肤，术野贴医用手术薄膜	递2%碘酊、75%酒精棉球消毒，干纱垫1块，协助贴膜。
2. 以病椎为中心，向上下各2～3个棘突纵行切开皮肤、皮下及腰背筋膜	递10号刀片切开皮肤，电刀止血，条型干纱垫于切口两侧压迫止血，颅后窝撑开器或椎板自动牵开显露。

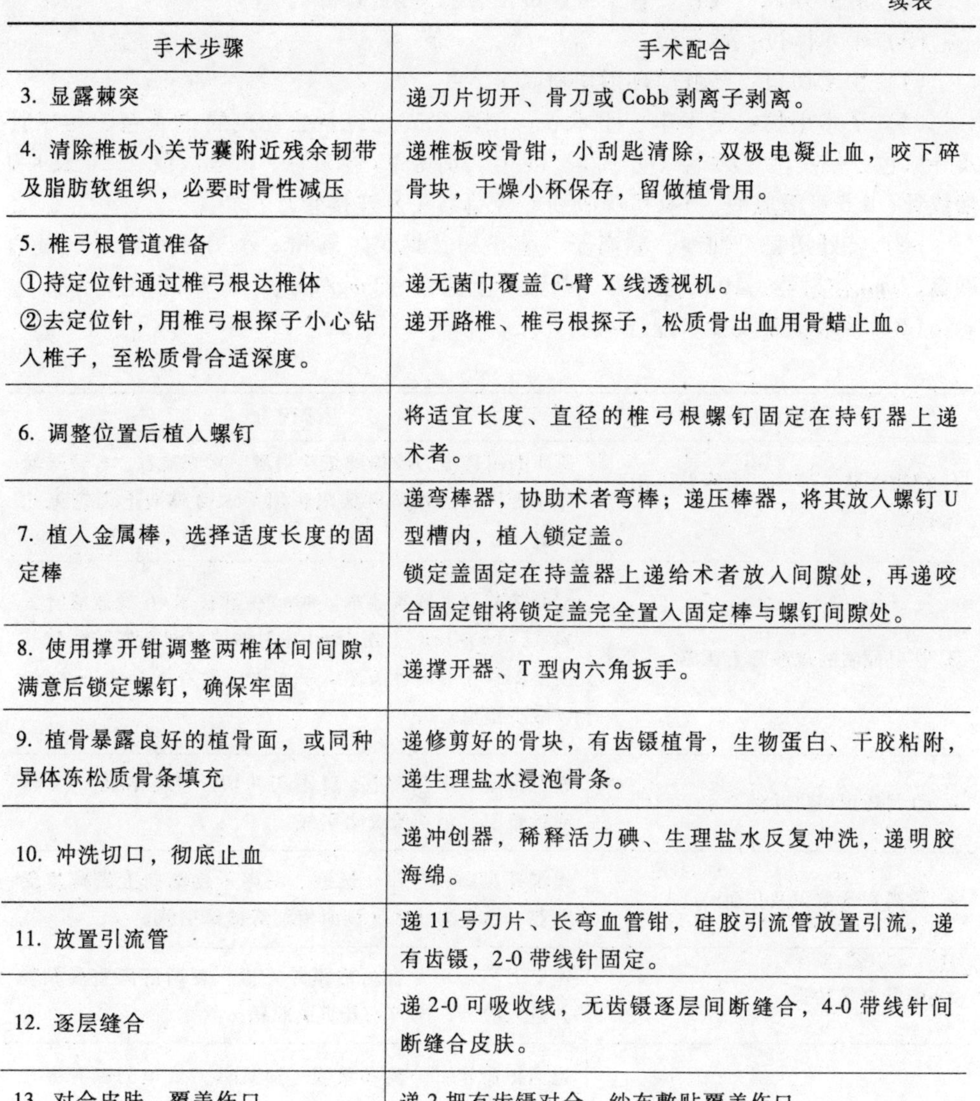

续表

手术步骤	手术配合
3. 显露棘突	递刀片切开、骨刀或 Cobb 剥离子剥离。
4. 清除椎板小关节囊附近残余韧带及脂肪软组织，必要时骨性减压	递椎板咬骨钳，小刮匙清除，双极电凝止血，咬下碎骨块，干燥小杯保存，留做植骨用。
5. 椎弓根管道准备 ①持定位针通过椎弓根达椎体 ②去定位针，用椎弓根探子小心钻入椎子，至松质骨合适深度。	递无菌巾覆盖 C-臂 X 线透视机。 递开路椎、椎弓根探子，松质骨出血用骨蜡止血。
6. 调整位置后植入螺钉	将适宜长度、直径的椎弓根螺钉固定在持钉器上递术者。
7. 植入金属棒，选择适度长度的固定棒	递弯棒器，协助术者弯棒；递压棒器，将其放入螺钉 U 型槽内，植入锁定盖。 锁定盖固定在持盖器上递给术者放入间隙处，再递咬合固定钳将锁定盖完全置入固定棒与螺钉间隙处。
8. 使用撑开钳调整两椎体间间隙，满意后锁定螺钉，确保牢固	递撑开器、T 型内六角扳手。
9. 植骨暴露良好的植骨面，或同种异体冻松质骨条填充	递修剪好的骨块，有齿镊植骨，生物蛋白、干胶粘附，递生理盐水浸泡骨条。
10. 冲洗切口，彻底止血	递冲创器，稀释活力碘、生理盐水反复冲洗，递明胶海绵。
11. 放置引流管	递 11 号刀片、长弯血管钳，硅胶引流管放置引流，递有齿镊，2-0 带线针固定。
12. 逐层缝合	递 2-0 可吸收线，无齿镊逐层间断缝合，4-0 带线针间断缝合皮肤。
13. 对合皮肤，覆盖伤口	递 2 把有齿镊对合，纱布敷贴覆盖伤口。

第十一节 新生儿手术配合

一、巨结肠根治术（经肛门）

（1）适应证：婴幼儿先天性巨结肠。

(2) 麻醉方式：气管插管全身麻醉复合骶管阻滞麻醉。

(3) 手术体位：截石位。

(4) 手术切口：经肛门环形切口。

(5) 手术用物：手术巾、手术衣、剖腹探查包或新生儿剖腹探查包、导尿管及导尿包、一次性电刀笔（针式）、11 号刀片、15 号刀片、0 号丝线、2-0 及 4-0 带线针、4-0 可吸收线、5-0 可吸收线、吸引器头及连接管。

(6) 特殊用物：油纱、剥离子、直角钳、钢尺、肠钳、小剪刀小镊子、吸引器盘、1ml 注射器、10ml 注射器、盐酸肾上腺素（1mg/1ml)、0.9% 生理盐水。

(7) 手术步骤及手术配合：

手术步骤	手术配合
1. 消毒皮肤、导尿，术野贴医用手术薄膜	递卵圆钳夹活力碘棉球依次消毒手术野皮肤，6 号球囊导尿管导尿，如是男孩用医用手术薄膜向上固定患儿阴囊。
2. 注射配制的盐酸肾上腺素	配制盐酸肾上腺素盐水（40ml 生理盐水+6 滴盐酸肾上腺素（1mg/1ml)，用 10ml 注射器抽取配制好的药液并换上 1ml 注射器针头递给手术医生做直肠粘膜下注射，以减少出血。
3. 肛门环形切口并做牵引	递有齿镊、干开腹垫、11 号刀片切开直肠粘膜，4-0 带线针牵引，沿切缘缝牵引线。
4. 游离直肠粘膜及止血	递湿开腹垫、弯钳、长镊、剥离子逐渐向上游离直肠粘膜，递电刀止血，同时沿切缘缝牵引线。
5. 切开直肠粘膜	递电刀环形切开直肠粘膜并止血，逐渐游离直肠粘膜并进入腹腔，电刀切开直肠肌鞘。
6. 分离肠系膜，分离肠管	递两把血管钳分离肠系膜，递长剪刀或电刀断开肠系膜，必要时 0 号丝线结扎止血，递线剪剪线，由肛门拖出肠管，包括痉挛段、移行段的直肠近端和乙状结肠。
7. 取活检做快速冰冻切片	递钢尺测量病变肠管长度，在痉挛段上端正常肠管处用 4-0 带线针做一标记线，活力碘消毒后递 15 号刀片取肠壁组织做快速冰冻切片，检查有无正常神经节细胞。

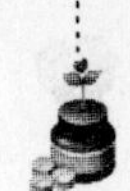

续表

手术步骤	手术配合
8. 等待结果	递湿开腹垫保护肠管及切口。
9. 切除病变肠管	结果正常后递肠钳或直角钳固定肠管，15 号刀片切下病变肠管。
10. 消毒残端，缝合固定	组织钳夹活力碘棉球消毒肠管残端（两次），递 4-0 可吸收线、长无齿镊将结肠与肛门切缘皮肤对齐缝合固定。
11. 固定并包扎伤口	用油纱包裹炮筒（吸引器连接管）在肛门 3 点、9 点处缝合，以 4-0 带线针牵引线将炮筒递给医生固定于患儿肛门内，两根牵引线将炮筒固定好，9cm×10cm 敷贴正中十字剪开，将炮筒固定于正中粘贴伤口。

二、脐膨出修复脐成形术

（1）适应证：先天性脐膨出。

（2）麻醉方式：气管插管全身麻醉。

（3）手术体位：仰卧位。

（4）手术切口：沿脐膨出的囊膜基底部的皮肤缘做环形切口。

（5）手术用物：手术巾、手术衣、新生儿剖腹探查包、0 号丝线，1 号丝线、2-0 带线针、4-0 带线针、4-0 可吸收线、10 号刀片、15 号刀片、一次性电刀笔（针式）、吸引器头及连接管、导尿管及导尿包。

（6）手术步骤及配合：

手术步骤	手术配合
1. 手术野常规消毒皮肤、导尿、铺手术无菌巾	递卵圆钳夹活力碘棉球依次消毒手术野皮肤，根据患儿年龄选择合适的球囊导尿管导尿。
2. 环绕脐膨出的基底边缘圆形切开皮缘及皮下组织	递 10 号刀片切开（尽量保留正常皮肤），针式电刀边凝血边切开。
3. 切开腹膜，结扎脐动脉、静脉及残留的脐尿管	递组织钳提起脐带，15 号刀小心切开腹膜层，蚊式钳钳夹，1 号丝线依次结扎脐动脉、脐静脉及脐尿管。
4. 分离并切除囊膜	递长镊、弯蚊式钳小心分离囊膜与膨出的内脏间的粘连，小组织剪剪除膨出的囊膜组织。

续表

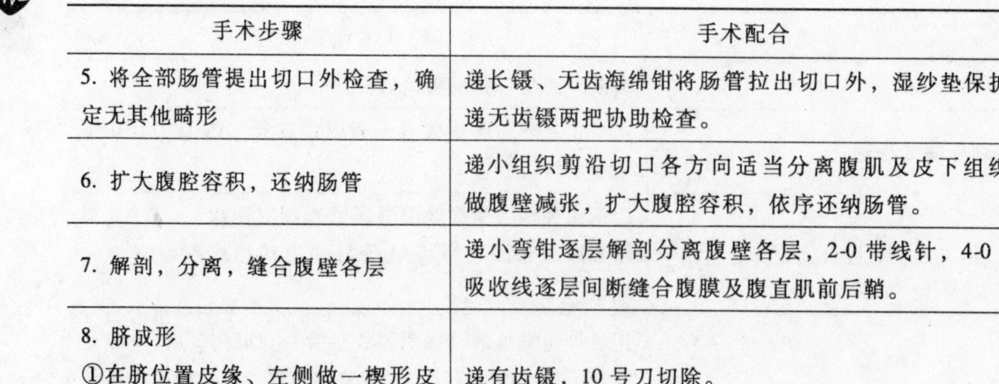

手术步骤	手术配合
5. 将全部肠管提出切口外检查，确定无其他畸形	递长镊、无齿海绵钳将肠管拉出切口外，湿纱垫保护，递无齿镊两把协助检查。
6. 扩大腹腔容积，还纳肠管	递小组织剪沿切口各方向适当分离腹肌及皮下组织，做腹壁减张，扩大腹腔容积，依序还纳肠管。
7. 解剖，分离，缝合腹壁各层	递小弯钳逐层解剖分离腹壁各层，2-0 带线针，4-0 可吸收线逐层间断缝合腹膜及腹直肌前后鞘。
8. 脐成形 ①在脐位置皮缘、左侧做一楔形皮瓣切除，各边长约 2cm ②右侧距皮缘 1cm 处做三角形皮瓣切除，各边长约 2cm ③中间留出 1cm 的皮条，切除皮条下脂肪 ④将皮条缝合固定于腹直肌鞘 ⑤对合缝合楔形缺口	 递有齿镊，10 号刀切除。 递有齿镊，10 号刀切除。 递无齿镊，小组织剪剪除皮条下脂肪。 递无齿镊，4-0 带线针贯穿缝合固定。 递有齿镊，4-0 带线针缝合。
9. 覆盖切口	递组织钳夹持乙醇棉球擦拭切口，敷料覆盖

三、先天性肥厚性幽门狭窄幽门环肌切开术

（1）适应证：先天性肥厚性幽门狭窄。

（2）麻醉方式：气管插管全身麻醉。

（3）手术体位：仰卧位。

（4）手术切口：剑突下 2～3 横指偏右横切口。

（5）手术用物：手术巾、手术衣、新生儿剖腹探查包、导尿管及导尿包、一次性电刀笔、10 号刀片、15 号刀片、4-0 带线针、0 号板线、4-0 可吸收线，5-0 可吸收线、吸引器头及连接管。

特殊用物：幽门分离钳。

（6）手术步骤及配合：

手术步骤	手术配合
1. 手术野常规消毒，导尿术野贴皮膜	递卵圆钳夹活力碘棉球依次消毒手术野皮肤、6 号球囊导尿管导尿，递皮膜干纱垫，协助贴膜。

续表

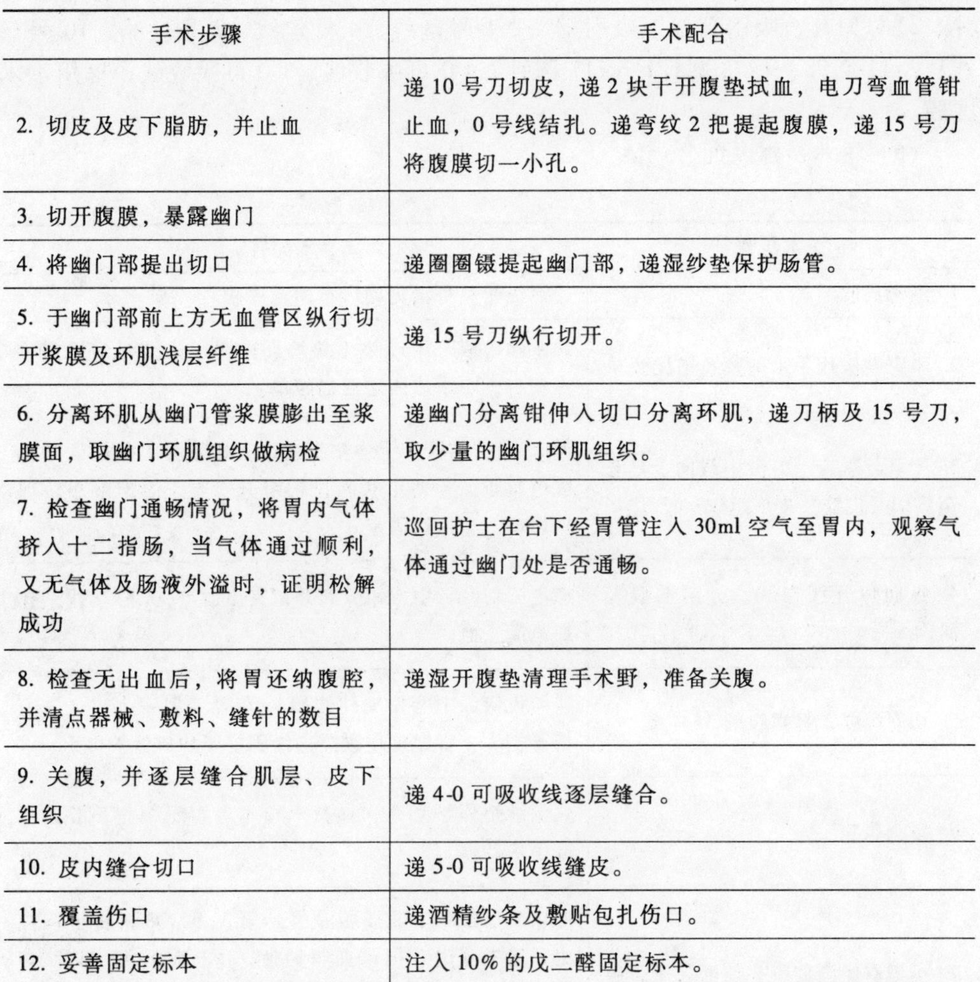

手术步骤	手术配合
2. 切皮及皮下脂肪，并止血	递10号刀切皮，递2块干开腹垫拭血，电刀弯血管钳止血，0号线结扎。递弯纹2把提起腹膜，递15号刀将腹膜切一小孔。
3. 切开腹膜，暴露幽门	
4. 将幽门部提出切口	递圈圈镊提起幽门部，递湿纱垫保护肠管。
5. 于幽门部前上方无血管区纵行切开浆膜及环肌浅层纤维	递15号刀纵行切开。
6. 分离环肌从幽门管浆膜膨出至浆膜面，取幽门环肌组织做病检	递幽门分离钳伸入切口分离环肌，递刀柄及15号刀，取少量的幽门环肌组织。
7. 检查幽门通畅情况，将胃内气体挤入十二指肠，当气体通过顺利，又无气体及肠液外溢时，证明松解成功	巡回护士在台下经胃管注入30ml空气至胃内，观察气体通过幽门处是否通畅。
8. 检查无出血后，将胃还纳腹腔，并清点器械、敷料、缝针的数目	递湿开腹垫清理手术野，准备关腹。
9. 关腹，并逐层缝合肌层、皮下组织	递4-0可吸收线逐层缝合。
10. 皮内缝合切口	递5-0可吸收线缝皮。
11. 覆盖伤口	递酒精纱条及敷贴包扎伤口。
12. 妥善固定标本	注入10%的戊二醛固定标本。

第十二节　妇产科手术配合

一、腹式子宫切除术（子宫全切除术）

（1）适应证：子宫肌瘤、子宫内膜癌未转移。

（2）麻醉方式：气管插管全身麻醉或椎管内阻滞麻醉。

（3）手术体位：仰卧位。

（4）手术切口：腹部横切口或正中切口。

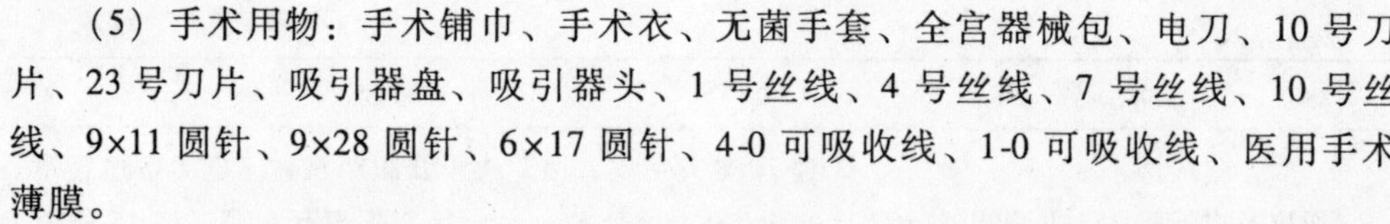

（5）手术用物：手术铺巾、手术衣、无菌手套、全宫器械包、电刀、10号刀片、23号刀片、吸引器盘、吸引器头、1号丝线、4号丝线、7号丝线、10号丝线、9×11圆针、9×28圆针、6×17圆针、4-0可吸收线、1-0可吸收线、医用手术薄膜。

（6）手术步骤及配合：

手术步骤	手术配合
1. 消毒皮肤	递海绵钳夹持活力碘纱布消毒皮肤。
2. 术野贴医用手术薄膜及铺无菌单	递手术薄膜、干纱垫1块协助贴膜，铺治疗巾显露手术切口，布巾钳固定后铺腹单。
3. 于耻骨联合上方沿中线向上延长至脐切开皮肤、皮下组织	递23号刀切开，干纱垫拭血，直钳钳夹1号丝线结扎或电凝止血；递甲状腺拉钩牵开术野，治疗巾2块保护切口，布巾钳固定。
4. 纵向切开腹白线，分离筋膜及肌肉	递电刀切开。中弯钳分离并钳夹出血点，4号丝线结扎或电凝止血。
5. 切开腹膜，显露腹腔	递无齿镊、中弯钳夹住腹膜，10号刀划一小口，电刀切开扩大，直钳夹住腹膜边缘固定于切口保护巾上。
6. 探查腹腔	递湿纱垫保护切口，递盐水给术者湿手探查，准备深部手术器械。
7. 标记右侧圆韧带并切断，于腹膜下形成一菱形切口。	递腹腔深拉钩、压肠板牵开术野，递双爪钳将子宫拉出；递中弯钳2把钳夹圆韧带，1/2弧9×11圆针、7号丝线或10号丝线缝扎其远端（线不剪断），蚊式钳夹住线尾，4号线缝扎近子宫端（剪去线尾），电刀切断。
8. 分离右侧阔韧带前叶，由右到左分离膀胱的腹膜	递长镊、梅氏剪分离。
9. 标记左侧圆韧带，分离左侧阔韧带及脏腹膜	方法同右侧。
10. 切开膀胱腹膜，切开阔韧带后叶	递长镊、长梅氏剪分离后腹膜，切开阔韧带后叶。

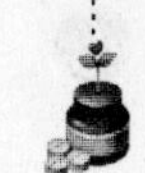

续表

手术步骤	手术配合
11. 切断右侧子宫血管并缝扎	递妇科有齿血管钳或长弯钳钳夹子宫血管，再递长弯钳 2 把钳夹近子宫端，10 号刀切断，分别递 1/2 弧 9×11 圆针、7 号丝线和 4 号丝线缝扎。
12. 切断左侧子宫血管并缝扎	方法同右侧。
13. 切断双侧宫骶韧带	递妇科有齿血管钳或长弯钳钳夹、10 号刀切断，分别递 1/2 弧 9×11 号圆针、7 号丝线缝扎。
14. 切断宫颈阴道穹窿处	递 10 号刀切断，组织钳钳夹穹窿处；递长镊夹持半块活力碘纱布塞于阴道内，将子宫及接触宫颈的用物放于弯盘内。
15. 缝合残端	递 0 号可吸收线缝合残端。
16. 冲洗切口，缝合后腹膜并止血	递生理盐水冲洗，递长镊、6×17 圆针 1 号丝线缝合，出血时递中弯钳钳夹，4 号丝线缝扎。
17. 关腹腔	关腹前清点器械、纱布、纱垫、缝针和特殊用物。
18. 缝合切口	
①缝合腹膜	递中弯钳提起腹膜，甲状腺拉钩牵开显露术野；递无齿镊，0 号可吸收线连续缝合。
②冲洗切口	递生理盐水冲洗，换干净吸引器头吸引，更换干净物品，协助医生更换手套，再次清点手术用物。
③缝合筋膜	递海绵钳夹持酒精棉球消毒皮肤切口，递 0 号可吸收线间断缝合。
④缝合皮下组织	0 号可吸收线间断缝合。
⑤缝合皮肤	递 4-0 号可吸收线皮内缝合或三角针 1 号丝线间断缝合。
19. 覆盖切口	递组织钳夹持酒精纱布消毒皮肤，再次核对用物，纱布、敷贴覆盖切口。

二、子宫次全切术手术步骤及手术配合

手术步骤	手术配合
1. 消毒皮肤	递海绵钳夹持活力碘纱布消毒皮肤。
2. 贴医用手术薄膜及无菌单	递医用手术薄膜、干纱垫1块协助贴膜，铺治疗巾，显露手术切口，布巾钳固定后铺腹单。
3. 于耻骨联合上方沿中线向上延长至脐切开皮肤、皮下组织	递23号刀切开，干纱垫拭血，直钳钳夹1号丝线结扎或电凝止血；递甲状腺拉钩牵开术野，治疗巾2块保护切口，布巾钳固定。
4. 纵向切开腹白线，分离筋膜及肌肉	递电刀切开。中弯钳分离并钳夹出血点，4号丝线结扎或电凝止血。
5. 切开腹膜，显露腹腔	递无齿镊、中弯钳夹住腹膜，10号刀划一小口，电刀切开扩大，直钳夹住腹膜边缘固定于切口保护巾上。
6. 探查腹腔	递湿纱垫保护切口，递盐水给术者湿手探查，准备深部手术器械。
7. 标记右侧圆韧带并切断，于腹膜下形成一菱形切口	递腹腔深拉钩、压肠板牵开术野，递双爪钳将子宫拉出；递中弯钳2把钳夹圆韧带，1/2弧9×11圆针、7号丝线或10号丝线缝扎其远端（线不剪断），蚊式钳夹住线尾，4号线缝扎近子宫端（剪去线尾）电刀切断。
8. 分离右侧阔韧带前叶，由右到左分离膀胱的腹膜	递长镊、梅氏剪分离。
9. 标记左侧圆韧带，分离左侧阔韧带及脏腹膜	方法同右侧。
10. 切断双侧阔韧带	递妇科有齿血管钳或大弯钳夹住阔韧带，再递中弯钳2把钳夹，10号刀切断，分别递1/2弧9×11圆针、7号和4号丝线缝扎。
11. 切开膀胱腹膜，切开阔韧带后叶	递长镊、长梅氏剪分离后腹膜，切开阔韧带后叶。

续表

手术步骤	手术配合
12. 缝扎双侧子宫血管	递妇科有齿血管钳或长弯钳钳夹子宫血管，再递长弯钳 2 把钳夹近子宫端，10 号刀切断，分别递 1/2 弧 9×11圆针、7 号和 4 号丝线缝扎。
13. 切断宫颈，圆锥形切除子宫颈管一段直至内口，在切开子宫前壁的同一水平将子宫后壁切开，成漏斗形	递 23 号刀切开，组织钳协助提夹切缘；长镊夹持半块酒精纱布塞入宫颈管内，接触宫颈的物品放于弯盘内。
14. 缝合宫颈管漏斗形切口	递长镊，0 号可吸收线缝合。
15. 冲洗切口，缝合后腹膜并止血	递生理盐水冲洗，递长镊，6×17 圆针、1 号丝线缝合，出血时递中弯钳钳夹，4 号丝线缝扎。
16. 关腹腔	关腹前清点器械、纱布、纱垫、缝针、线轴和特殊用物。
17. 缝合切口 ①缝合腹膜	递中弯钳提起腹膜，甲状腺拉钩牵开显露术野；递无齿镊、0 号可吸收线连续缝合。
②冲洗切口	递生理盐水冲洗，换干净吸引器头吸引，更换干净物品，协助医生更换手套，再次清点手术用物。
③缝合筋膜	递海绵钳夹持酒精棉球消毒皮肤切口，递 0 号可吸收线间断缝合。
④缝合皮下组织	递 0 号可吸收线间断缝合。
⑤缝合皮肤	递 4-0 号可吸收线皮内缝合或三角针 1 号丝线间断缝合。
18. 覆盖切口	递海绵钳夹持酒精纱布消毒皮肤，再次核对用物，纱布、敷贴覆盖切口。

三、子宫肌瘤剔除术

（1）适应证：子宫肌瘤。

（2）麻醉方式：气管插管全身麻醉或椎管内阻滞麻醉。

（3）手术体位：仰卧位。

（4）手术切口：腹部横切口或正中切口。

（5）手术用物：手术铺巾、手术衣、无菌手套、剖腹产器械包、电刀、10 号刀片、23 号刀片、吸引器盘、吸引器头、1 号丝线、4 号丝线、7 号丝线、1-0 可吸收线、4-0 可吸收线、医用手术薄膜。

（6）手术步骤及手术配合：

手术步骤	手术配合
1. 消毒皮肤	递海绵钳夹持活力碘纱布消毒皮肤。
2. 贴手术薄膜及无菌单	递医用手术薄膜、干纱垫 1 块协助贴膜，铺治疗巾显露手术切口，布巾钳固定后铺腹单。
3. 于耻骨联合上方易于辨认的皮肤皱褶处切开皮肤及皮下组织	递 23 号刀切开，干纱垫拭血，直钳钳夹、1 号丝线结扎或电凝止血，递甲状腺拉钩牵开术野，治疗巾 2 块保护切口，布巾钳固定。
4. 于中线处向两侧剥离腱膜并剪开	递组织剪剪开。
5. 沿肌肉走向分离腹直肌及腹横肌	递中弯钳钝性分离。
6. 打开腹膜，显露腹腔	递无齿镊、中弯钳夹住腹膜，10 号刀划开一小口，电刀扩大；递直钳夹住腹膜切缘固定于切口保护巾上。
7. 探查腹腔	递湿纱垫保护切口，递盐水给术者湿手探查，准备深部手术器械，递腹部深拉钩、压肠板牵开术野。
8. 拉出子宫	递双爪钳将子宫拉出。
9. 剔除肌瘤	
①于肌瘤处的子宫壁纵行切开，露出肌瘤	递电刀或 10 号刀轻轻切开。
②分离肌瘤周围组织	递中弯钳钝性分离。
③将肌瘤沿一个方向轴拧转，将残余的结缔组织拧转成小蒂，并切断	递布巾夹住肌瘤拧转。递中弯钳钳夹蒂部，组织剪剪断，4 号丝线结扎。
10. 缝合子宫缺损	递长镊，0 号可吸收线间断缝合。

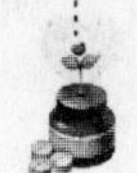

续表

手术步骤	手术配合
11. 关腹	关腹前清点器械、纱布、纱垫、缝针、线轴和特殊用物。
12. 缝合切口	
①缝合腹膜	递中弯钳提起腹膜，甲状腺拉钩牵开显露术野；递无齿镊，0 号可吸收线连续缝合。
②冲洗切口	递生理盐水冲洗，换干净吸引器头吸引，更换干净物品，协助医生更换手套，再次清点手术用物。
③缝合肌肉	递 0 号可吸收线缝合肌肉。
④缝合筋膜	递 0 号可吸收线间断缝合筋膜。
⑤缝合皮下组织	递酒精纱布消毒皮肤，4-0 号可吸收线缝合。
⑥缝合皮肤	递有齿镊，4-0 号可吸收线内缝合皮肤或三角针、1 号丝线间断缝合。
13. 覆盖切口	递组织钳夹持酒精纱布消毒皮肤，再次核对用物，纱布、敷贴覆盖切口。

四、宫外孕手术配合

（1）适应证：宫外孕。

（2）麻醉方式：气管插管全身麻醉或椎管内阻滞麻醉。

（3）手术体位：仰卧位。

（4）手术切口：腹部正中切口。

（5）手术用物：手术铺巾、手术衣、无菌手套、剖腹产器械包、电刀、10 号刀片、23 号刀片、吸引器盘、吸引器头、1 号丝线、4 号丝线、7 号丝线、0 号可吸收线、3-0 可吸收线、4-0 可吸收线、医用手术皮膜。

（6）手术步骤及手术配合：

手术步骤	手术配合
1. 消毒皮肤	递海绵钳夹持碘酊、酒精纱布消毒皮肤。
2. 贴医用手术薄膜及铺无菌单	递医用手术薄膜贴于切口皮肤上，铺无菌单显露手术切口，布巾钳固定铺腹单。

续表

手术步骤	手术配合
3. 沿腹部切口切开皮肤、皮下组织至腹膜	递23号刀切开，干开腹垫拭血，直钳钳夹1号丝线结扎或电凝止血；递甲状腺拉钩牵开术野，治疗巾2块保护切口，布巾钳固定。递电刀切开腹白线，中弯钳分离筋膜及肌肉并钳夹出血点，4号丝线结扎或电凝止血。
4. 扩大腹部切口，探查并清除病变部位	用10号刀将腹膜切一小口，组织钳2把提夹切缘，递吸引器头插入腹腔吸引；递甲状腺拉钩牵开暴露术野，组织剪扩大切口，递无齿海绵钳夹住输卵管出血部位，吸引器头吸净腹腔内积血，血块取出放入弯盘内。
5. 探查腹腔，检查对侧附件、卵巢有无病变	递腹腔自动拉钩牵开术野，中弯钳钳夹病变部位组织，10号刀切断，残段以3-0可吸收线缝扎，递长镊夹持圆韧带覆盖于表面，预防粘连。递长镊、无齿海绵钳探查。
6. 冲洗腹腔，清除盆腔积血，避免术后发热和粘连	生理盐水冲洗腹腔，吸引器头吸净。
7. 关腹	关腹前清点器械、纱布、纱垫、缝针、线轴和特殊用物。
8. 缝合切口	
①缝合腹膜	递中弯钳提起腹膜，甲状腺拉钩牵开暴露视野，递无齿镊、0号可吸收线连续缝合。
②冲洗伤口	递生理盐水冲洗，换干净吸引器头吸引，更换干净物品，协助医生更换手套，再次清点手术用物。
③缝合筋膜	递组织钳夹持酒精纱布消毒皮肤切口，递0号可吸收线间断缝合。
④缝合皮下组织	递0号可吸收线缝合。
⑤缝合皮肤	递4-0可吸收线皮内缝合皮肤。
9. 覆盖伤口	递组织钳夹持酒精棉球消毒皮肤，再次核对用物，纱布、敷贴覆盖切口。

五、卵巢囊肿切除术手术配合

（1）适应证：卵巢囊肿。

（2）麻醉方式：硬膜外阻滞麻醉或蛛网膜下腔阻滞麻醉。

（3）手术体位：仰卧位。

（4）手术切口：腹部横切口或正中切口。

（5）手术用物：手术铺巾、手术衣、无菌手套、剖腹产器械包、电刀、10 号刀片、23 号刀片、吸引器盘、吸引器头、1 号丝线、4 号丝线、7 号丝线、0 号可吸收线、3-0 可吸收线、4-0 可吸收线、医用手术薄膜。

（6）手术步骤及配合：

手术步骤	手术配合
1. 消毒皮肤	递海绵钳夹持活力碘纱布消毒皮肤。
2. 贴医用手术薄膜及铺无菌单	递医用手术薄膜、干开腹垫 1 块协助贴膜，铺治疗巾显露手术切口，布巾钳固定后铺腹单。
3. 于耻骨联合上方易于辨认的皮肤皱褶处切开皮肤及皮下组织	递 23 号刀切开，干开腹垫拭血，直钳钳夹、1 号丝线结扎或电凝止血，递甲状腺拉钩牵开术野，治疗巾 2 块保护切口，布巾钳固定。
4. 于中线处向两侧剥离腱膜并剪开	递组织剪剪开。
5. 沿肌肉走向分离腹直肌及腹横肌	递中弯钳钝性分离。
6. 打开腹膜，显露腹腔	递无齿镊，中弯钳夹住腹膜，10 号刀划开一小口，电刀扩大；递直钳夹住腹膜切缘固定于切口保护巾上。
7. 将囊肿拉出腹腔	将腹腔深拉钩、压肠板牵开术野，递双爪钳将囊肿拉出。
8. 切开囊肿壁	递长镊、10 号刀划一小口。
9. 分离、取出囊肿	将弯蚊式钳钳夹切缘，递湿开腹垫包裹手指钝性分离囊肿，电凝止血。
10. 缝合囊壁切口	递长镊子 3-0 可吸收线缝合。
11. 探查对侧卵巢，必要时楔形切除部分卵巢做病理检查	递长镊子，无齿海绵钳探查，必要时递 3-0 可吸收线缝合切口。

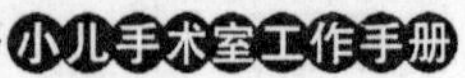

续表

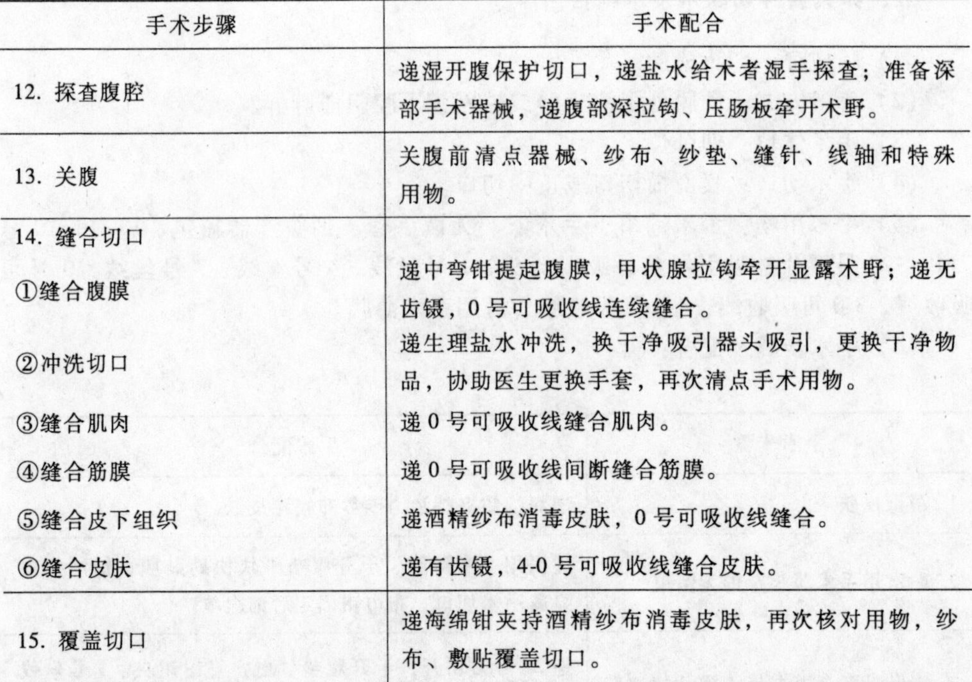

手术步骤	手术配合
12. 探查腹腔	递湿开腹保护切口，递盐水给术者湿手探查；准备深部手术器械，递腹部深拉钩、压肠板牵开术野。
13. 关腹	关腹前清点器械、纱布、纱垫、缝针、线轴和特殊用物。
14. 缝合切口	
①缝合腹膜	递中弯钳提起腹膜，甲状腺拉钩牵开显露术野；递无齿镊，0 号可吸收线连续缝合。
②冲洗切口	递生理盐水冲洗，换干净吸引器头吸引，更换干净物品，协助医生更换手套，再次清点手术用物。
③缝合肌肉	递 0 号可吸收线缝合肌肉。
④缝合筋膜	递 0 号可吸收线间断缝合筋膜。
⑤缝合皮下组织	递酒精纱布消毒皮肤，0 号可吸收线缝合。
⑥缝合皮肤	递有齿镊，4-0 号可吸收线缝合皮肤。
15. 覆盖切口	递海绵钳夹持酒精纱布消毒皮肤，再次核对用物，纱布、敷贴覆盖切口。

六、输卵管切开取胚术

（1）适应证：输卵管妊娠、输卵管积血。

（2）麻醉方式：椎管内阻滞麻醉或气管插管全身麻醉。

（3）手术体位：仰卧位。

（4）手术切口：腹部横切口或正中切口。

（5）手术用物：手术铺巾、手术衣、无菌手套、剖腹产器械包、电刀、10 号刀片、23 号刀片、吸引器盘、吸引器头、1 号丝线、4 号丝线、7 号丝线、1-0 可吸收线、3-0 可吸收线、4-0 可吸收线、医用手术薄膜。

（6）手术步骤及手术配合：

手术步骤	手术配合
1. 消毒皮肤	递海绵钳夹持活力碘纱布消毒皮肤。
2. 贴医用手术薄膜及铺无菌单	递医用手术薄膜，干开腹垫 1 块协助贴膜，铺治疗巾显露手术切口，布巾钳固定后铺腹单。

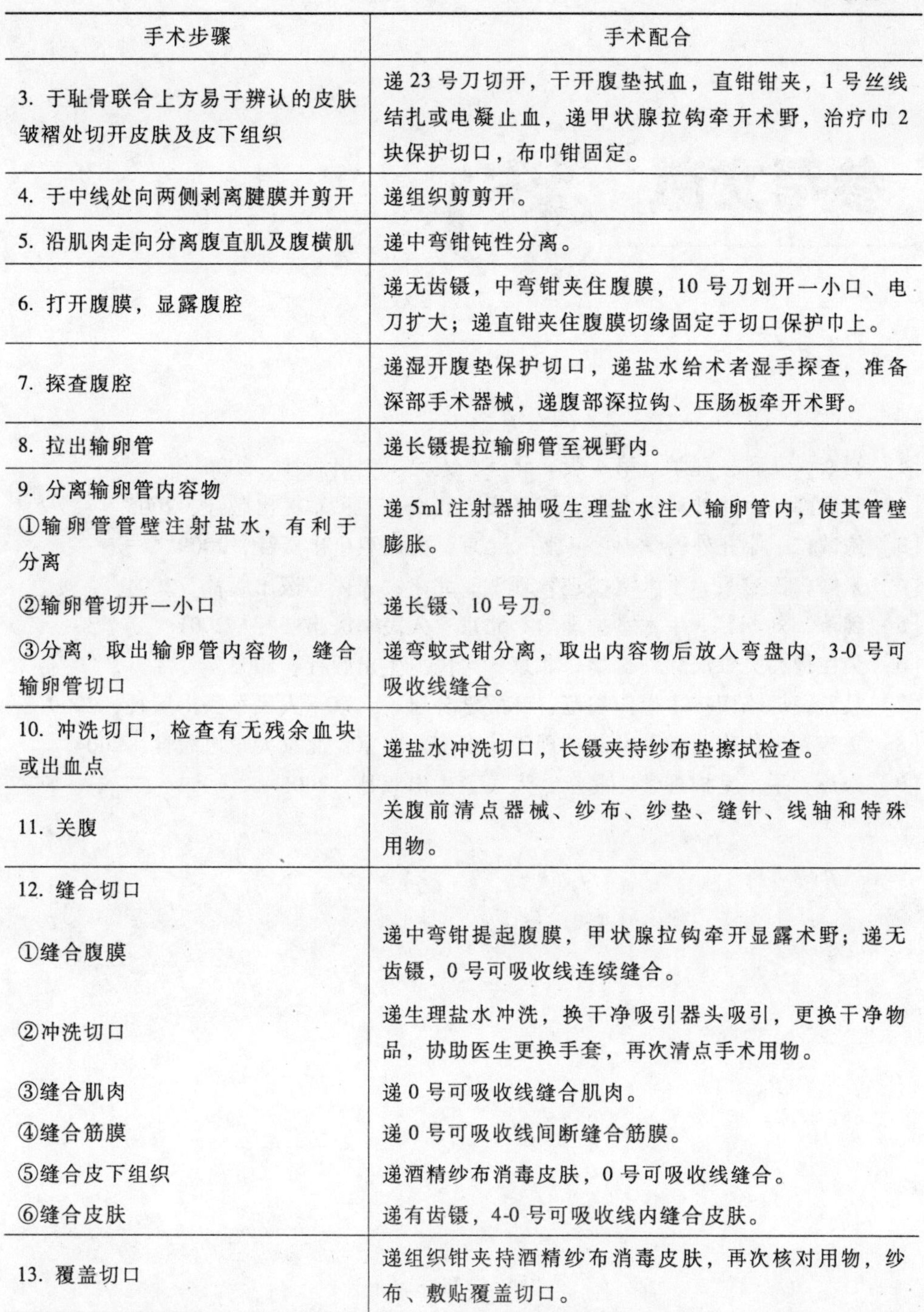

续表

手术步骤	手术配合
3. 于耻骨联合上方易于辨认的皮肤皱褶处切开皮肤及皮下组织	递23号刀切开，干开腹垫拭血，直钳钳夹，1号丝线结扎或电凝止血，递甲状腺拉钩牵开术野，治疗巾2块保护切口，布巾钳固定。
4. 于中线处向两侧剥离腱膜并剪开	递组织剪剪开。
5. 沿肌肉走向分离腹直肌及腹横肌	递中弯钳钝性分离。
6. 打开腹膜，显露腹腔	递无齿镊，中弯钳夹住腹膜，10号刀划开一小口、电刀扩大；递直钳夹住腹膜切缘固定于切口保护巾上。
7. 探查腹腔	递湿开腹垫保护切口，递盐水给术者湿手探查，准备深部手术器械，递腹部深拉钩、压肠板牵开术野。
8. 拉出输卵管	递长镊提拉输卵管至视野内。
9. 分离输卵管内容物 ①输卵管管壁注射盐水，有利于分离	递5ml注射器抽吸生理盐水注入输卵管内，使其管壁膨胀。
②输卵管切开一小口	递长镊、10号刀。
③分离，取出输卵管内容物，缝合输卵管切口	递弯蚊式钳分离，取出内容物后放入弯盘内，3-0号可吸收线缝合。
10. 冲洗切口，检查有无残余血块或出血点	递盐水冲洗切口，长镊夹持纱布垫擦拭检查。
11. 关腹	关腹前清点器械、纱布、纱垫、缝针、线轴和特殊用物。
12. 缝合切口	
①缝合腹膜	递中弯钳提起腹膜，甲状腺拉钩牵开显露术野；递无齿镊，0号可吸收线连续缝合。
②冲洗切口	递生理盐水冲洗，换干净吸引器头吸引，更换干净物品，协助医生更换手套，再次清点手术用物。
③缝合肌肉	递0号可吸收线缝合肌肉。
④缝合筋膜	递0号可吸收线间断缝合筋膜。
⑤缝合皮下组织	递酒精纱布消毒皮肤，0号可吸收线缝合。
⑥缝合皮肤	递有齿镊，4-0号可吸收线内缝合皮肤。
13. 覆盖切口	递组织钳夹持酒精纱布消毒皮肤，再次核对用物，纱布、敷贴覆盖切口。

参考文献

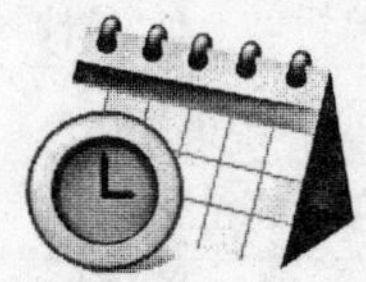

[1] 崔焱．儿科护理学．第4版．北京：人民卫生出版社，2006.
[2] 刘贵麟．小儿外科手术学．第2版．北京：人民军医出版社，2005.
[3] 施诚仁．小儿外科学．第4版．北京：人民卫生出版社，2009.
[4] 宋峰，王建荣．手术室护理管理学．北京：人民军医出版社，2004.
[5] 魏革，刘苏君．手术室护理学．北京：人民军医出版社，2001.
[6] 吴在德，吴肇汉．外科学．北京：人民卫生出版社，2003.
[7] 吴新民．临床技术操作规范：麻醉学分册．北京：人民军医出版社，2009.
[8] 王芳．现代化洁净手术部护理工作指南．北京：北京大学出版社，2004.
[9] 朱丹．手术室护理学．北京：人民卫生出版社，2008.